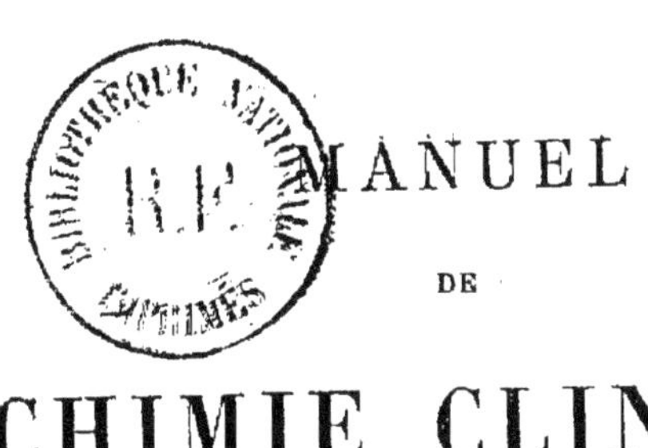

MANUEL

DE

CHIMIE CLINIQUE

MANUEL

DE

CHIMIE CLINIQUE

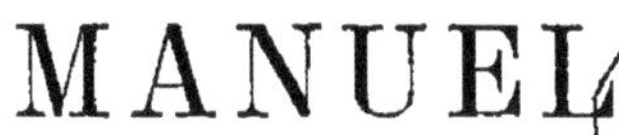

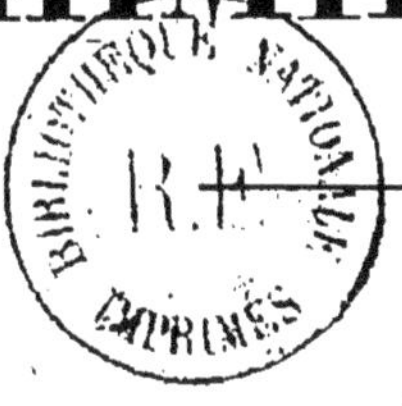

ANALYSE

DE L'URINE — DES CALCULS
CONCRÉTIONS ET SÉDIMENTS — DES TRANSSUDATS
ET EXSUDATS LIQUIDES
DES LIQUIDES KYSTIQUES ET DU SUC GASTRIQUE

PAR

Le Docteur BOURGET

PROFESSEUR A LA FACULTÉ DE MÉDECINE DE LAUSANNE

PARIS

RUEFF et Cie ÉDITEURS

106, BOULEVARD SAINT-GERMAIN, 106

1891

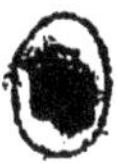

PRÉFACE

Ce livre est un recueil des procédés employés dans notre laboratoire pour les recherches cliniques. Nous avons choisi les méthodes les moins compliquées, mais qui offrent cependant, malgré leur simplicité, toutes les garanties désirables de précision. Ce triage n'a pu être opéré qu'après un très grand nombre d'essais comparatifs.

Chaque chapitre de ce manuel décrit, en tant que la chose est possible, deux ou trois méthodes :

1° Un procédé facile, ne demandant pas d'installation spéciale, et susceptible d'être employé par tout médecin praticien ;

2° Une méthode plus précise, mais un peu plus compliquée que la précédente ;

3° Une méthode, absolument précise, qui ne peut être pratiquée que dans un laboratoire.

Nous avons cru devoir insister sur certains

détails techniques, ce livre s'adressant spécialement aux médecins et aux personnes travaillant dans les laboratoires des cliniques hospitalières. Nous avons également fait tous nos efforts pour être aussi précis et complet que possible.

Après le développement des méthodes analytiques, suit régulièrement un paragraphe spécial, consacré à la chimie physiologique et pathologique du corps étudié.

Dans le dernier chapitre, traitant du suc gastrique, nous avons ajouté, aux procédés d'analyse et aux conclusions physiologiques et pathologiques déjà connues, les résultats de plusieurs années de recherches personnelles sur ce sujet.

Genève, Septembre 1890.

Dr BOURGET

MANUEL

DE

CHIMIE CLINIQUE

ANALYSE DE L'URINE

Propriétés générales de l'urine.

Quantité. — On admet, comme quantité moyenne d'urine émise pendant les vingt-quatre heures, le chiffre de 1500 centimètres cubes. Mais cette quantité n'a pas une grande importance, puisqu'elle peut changer d'un moment à l'autre, selon la manière de vivre de l'individu.

L'urine variant de composition suivant l'heure à laquelle elle est excrétée, il est urgent de recueillir et de noter la masse totale des vingt-quatre heures. Cela est surtout d'une importance capitale pour les recherches quantitatives.

Couleur. — La coloration de l'urine, due à des substances diverses et généralement peu connues, ne nous donne que rarement des indications bien précises; aussi les échelles colorimétriques, proposées jusqu'ici, sont elles complètement inutiles. Il semble, cependant, que cette coloration provient de l'urobiline et peut-être aussi d'une petite quantité d'*urochrome*, qui, au contact de l'air, se transformerait en *uroerythrine*. C'est cette dernière combinaison qui communique quelquefois aux sédiments d'urates leur couleur brique (et même rouge-minium), observée surtout chez les alcooliques et après certaines opérations chirurgicales.

Une autre substance, l'indican, concourt plus ou moins à la coloration de l'urine (uroxanthine de Heller). Nous étudierons ces différents corps dans des chapitres spéciaux.

En général, plus cette coloration est accusée, plus l'urine est riche en matériaux solides.

Une urine qui, au sortir de la vessie, est d'une coloration moyenne et prend une teinte de plus en plus foncée par l'exposition à l'air, contient une forte proportion d'indican; ce phénomène s'observe aussi après l'absorption d'acide phénique, de salol, de naphtaline ou de résorcine.

Lorsque les matières colorantes de la bile passent dans l'urine, celle-ci prend une teinte brune, à reflet verdâtre; en agitant le liquide, l'écume qui se forme est jaune.

Dans les cas de chylurie, l'urine est laiteuse.

Certaines substances médicamenteuses, comme la rhubarbe, le séné et la santonine, lui donnent une coloration brunâtre qui passe au rouge vif, quand on y ajoute de l'ammoniaque ou un autre alcali.

Odeur. — L'odeur de l'urine est très variable et ne nous fournit que rarement des renseignements précis.

L'essence de térébenthine et quelques huiles essentielles (citron, santal, etc.) lui communiquent un parfum de violette; les asperges, une odeur fétide.

Dans la méningite, elle sent l'urine de souris; dans le diabète sucré ou après de fortes doses de chloral, elle dégage une odeur de pomme fraîche (acétone).

Réaction. — Chez l'homme sain, soumis à un régime alimentaire mixte, la réaction de l'urine, lors de son émission, est acide.

Acide. — Cette acidité, qu'on reconnaîtra au papier

de tournesol, est due en grande partie aux phosphates acides, et quelquefois à une petite quantité d'acide libre. Dans ce dernier cas, lorsqu'on ajoute à l'urine quelques gouttes d'une solution d'hyposulfite de soude (au 1/10e), il se produit un trouble blanchâtre immédiat, tandis que les phosphates acides mettent plusieurs heures à décomposer l'hyposulfite et à former un précipité semblable.

Le degré d'acidité est variable; il est généralement influencé par le genre d'alimentation et par une activité digestive plus ou moins forte. Cette réaction acide n'est pas d'un grand intérêt clinique. Il en est autrement de la réaction alcaline.

Alcaline. — L'urine peut subir, dans la vessie, la fermentation ammoniacale, par suite de l'introduction du *micrococcus ureae*, micro-organisme ayant pour propriété de transformer l'urée en carbonate d'ammoniaque; le même phénomène se produit lorsqu'on laisse de l'urine exposée à l'air. Pour s'assurer que c'est bien à ce genre de fermentation que l'urine doit son alcalinité, il suffit de présenter à la surface du liquide (mais sans arriver au contact) une baguette de verre trempée dans de l'acide chlorhydrique; en présence de l'ammoniaque, il se dégagera d'abondantes vapeurs blanchâtres.

Chaque fois qu'une urine, au moment de son émission, donne cette réaction, on est en présence d'un cas pathologique : affection de la vessie ou des reins. Si, au contraire, une urine alcaline ne présente pas cette réaction, son alcalinité est due à l'alcali fixe, comme cela se voit :

1° Lorsque le régime est entièrement végétal (même les acides végétaux, se transformant dans l'organisme en carbonates, peuvent rendre l'urine alcaline).

2° Lorsqu'il y a résorption d'un transsudat alcalin (néphrite, pleurésie, maladies du cœur, etc.) ou d'un extravasat sanguin.

3° Après l'emploi des alcalins.

4° Chez certains névropathes, on trouve souvent une urine alcaline avec fort dépôt de phosphates.

5° Dans la chlorose, l'anémie, l'anémie pernicieuse.

Dans ces maladies (surtout dans la chlorose), le traitement doit continuer tant que l'urine n'a pas repris son acidité normale.

6° Dans les affections stomacales où l'acide chlorhydrique fait défaut; là encore la réapparition de l'acidité de l'urine est d'un bon pronostic.

Il est bien rare qu'on ait à déterminer le degré d'acidité ou d'alcalinité de l'urine; si le cas se présentait, il faudrait procéder comme pour l'examen de l'acidité des liquides gastriques (voir p. 123).

Poids spécifique. — Le poids spécifique moyen, pour une quantité d'urine d'environ 1500 centimètres cubes, est de 1,015 à 1,020 grammes.

Ces variations de densité dépendent aussi du genre de vie. (Ainsi, une nourriture azotée donnera une densité plus grande.)

En général, moins l'urine est abondante, plus elle est colorée et plus le poids spécifique en est élevé. Le dia bète sucré fait exception à cette règle; dans cette maladie, l'urine peut être très abondante, peu colorée et avoir cependant un poids spécifique variant entre 1,030 et 1,060.

Pour prendre la densité de l'urine, on se servira de l'aréomètre (uromètre). Il est bon d'avoir deux de ces instruments, le premier allant de 1,000 à 1,025, le second de 1,025 à 1,050.

ÉLÉMENTS NORMAUX DE L'URINE

Eléments organiques.

URÉE ($CH^4 AZ^2O$)

Recherche qualitative. — Il est rare que la recherche

qualitative de l'urée ait de l'importance; cependant elle pourrait être nécessaire pour décider de la nature de tel ou tel liquide de l'organisme.

Recherche qualitative. — On évapore au bain-marie 20 ou 30 centimètres cubes du liquide à examiner, jusqu'à consistance sirupeuse; après refroidissement, on ajoute quelques gouttes d'acide nitrique, qui donnera, après un certain temps, un précipité cristallin de nitrate d'urée. Ces cristaux se reconnaîtront facilement au microscope; ils ont la forme de petites lamelles rhomboïdales (fig. 1).

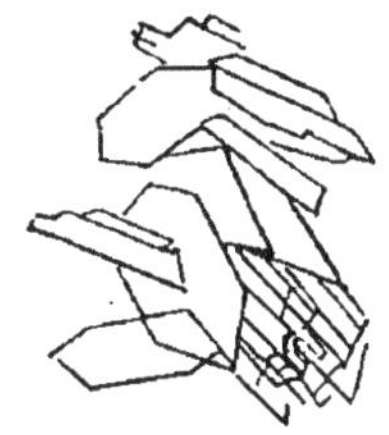

Fig. 1. — Nitrate d'urée

Lorsque le liquide contient de l'albumine, du sang ou du pus, il faut, après l'avoir évaporé, reprendre le résidu par l'alcool, filtrer, évaporer à nouveau et traiter par l'acide nitrique, comme il est dit plus haut.

Recherche quantitative. *Évaluation approximative.* — Une urine ne contenant ni sucre ni albumine et ayant une densité de 1,014 contient environ 1 0/0 d'urée

De 1,020-1,024, environ 2 à 2,5 0/0.
De 1,028-1,030, environ 3 0/0.

Dans les maladies fébriles, où les chlorures sont beaucoup diminués, l'augmentation de la densité dépend presque exclusivement de l'urée; ces chiffres seront alors plus élevés.

Méthode clinique. — Des nombreux appareils construits pour doser l'urée par les procédés gazométriques, l'*analyseur gazométrique* du Dr Esbach est certainement le plus commode.

Appareil d'Esbach. — Les résultats obtenus, après de nombreux essais, m'ont engagé à l'employer exclusivement. Il est assez précis pour pouvoir servir aux recherches cliniques, et l'opération ne demande que quelques minutes. Il a, en outre, le grand avantage de servir à doser l'acide urique (voir p. 20).

Or, s'il est quelquefois utile de connaître la quantité d'urée rendue dans les vingt-quatre heures, il y a un grand intérêt à connaître le chiffre de l'acide urique éli miné dans le même temps; et, pour avoir une donnée complète de l'activité des échanges organiques, il faut toujours faire ces deux dosages simultanément.

Principe de la méthode. — La méthode gazométrique est basée sur la décomposition de l'urée par l'hypobromite de soude :

$$CH^4Az^2O + 3BrNaO = CO^2 + Az^2 + 2H^2O + BrNa$$

urée + hypobromite de soude = acide carbonique + *azote* + eau + bromure de sodium.

En présence d'un excès de soude caustique, l'acide carbonique est absorbé, et il ne reste plus que l'azote, dont on mesure le volume dans la branche graduée de l'appareil. Des tables spéciales traduisent ce volume d'azote en urée; mais, pour cela, trois corrections sont nécessaires. Il faut tenir compte de la pression barométrique, de la température et de la tension de la vapeur d'eau au moment de l'analyse. Une simple lecture sur un appareil construit *ad hoc*, le *baroscope*, fournit la résultante de ces trois données.

Manière de procéder. — *Préparation du réactif :*

Soude caustique fondue.......	9 grammes.
Brôme.........................	2 —

Eau distillée pour faire 100 centimètres cubes.

Ou bien :

Lessive de soude à 36° Baumé.	20 cent. cubes.
Eau..........................	80 —
Brôme........................	2 —

Pour la première de ces deux formules, on dissout d'abord la soude dans l'eau distillée, puis on ajoute le brome, en agitant le liquide. Nous obtenons ainsi un mélange de bromure et d'hypobromite de sodium :

$2\,NaOH$	+	Br_2	=	$BrNa$	+	$NaBrO$	+	H^2O
soude caustique	+	brôme	=	bromure de sodium	+	hypobromite de sodium	+	eau.

Il reste un excès de soude caustique suffisant pour absorber l'acide carbonique formé.

Ce réactif doit être conservé, autant que possible, dans un flacon en verre jaune, ou bien placé dans un endroit obscur; de cette manière, il gardera ses propriétés plus longtemps.

On peut aussi le préparer à mesure, en prenant 10

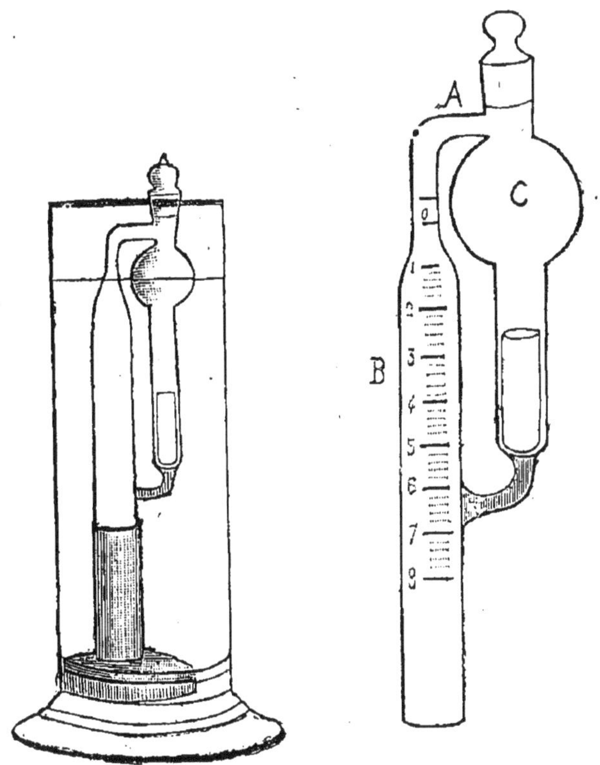

Fig. 2. — Appareil d'Esbach.

centimètres cubes de solution de soude caustique à 10 0/0 puis en y ajoutant huit à dix gouttes de brome, au moyen d'un flacon compte-gouttes.

L'*analyseur* (fig. 2) se compose de deux parties : 1° le *gazogène* (C) et le *gazomètre* (B). Le gazogène est un tube cylindrique renflé en boule vers son tiers supérieur fermé à la partie inférieure, où une petite bande de verre soudée le relie au tube gazométrique, pour établir la solidité. C'est dans ce gazogène que s'effectuent la réaction chimique et laproduction du gaz; celui-ci se rend, par le conduit A, dans le gazomètre gradué.

L'instrument se place, débouché, dans une large éprouvette pleine d'eau, où un pied le maintient en place; l'eau monte dans le tube gradué, on ajoute ou on retire une certaine quantité d'eau, de manière que son niveau corresponde au trait le plus élevé du gazomètre (c'est-à-dire quelques millimètres plus haut que le premier trait de la graduation). A l'aide d'une pipette, on introduit dans le réservoir à boule 9 ou 10 centimètres cubes de réactif bromhydrique. La dose d'urine à sou mettre à l'analyse est de 1 centimètre cube. Les table- baroscopiques destinées à fournir immédiatement le résultat en poids d'urée sont calculées pour cette quantité.

Pour mesurer l'urine, on se sert d'une pipette de 1 centimètre cube; on laisse écouler librement le liquide dans un godet de verre (sans souffler la petite quantité du liquide qui doit rester normalement à l'extrémité effilée de la pipette).

Ce petit godet d'urine, tenu entre le pouce et l'index de la main gauche, est descendu, le plus avant possible, dans le réservoir à boule; on pose alors sur les bords du godet l'extrémité écrasée de la tige du bouchon de verre, et on laisse échapper le godet en fermant l'appareil, d'un seul coup, mais sans violence. La réaction commence aussitôt; on soulève l'analyseur en le tenant de la main gauche, pour faire aspiration et aider ainsi au dégagement de l'azote, pendant que, de la main droite, on fait tournoyer le liquide dans le gazogène, afin de faciliter le mélange et la complète réaction.

Le dégagement du gaz ayant cessé (une minute environ après avoir fermé le gazogène), on procède à la lecture. Pour cela l'appareil tenu verticalement est enfoncé dans l'eau, jusqu'à ce que le niveau de celle-ci soit le même dans le gazomètre et dans l'éprouvette. On note alors le nombre de millimètres cubes d'azote dégagé, en ayant soin de faire la lecture à la partie convexe du ménisque. Cela fait, on consulte le baroscope.

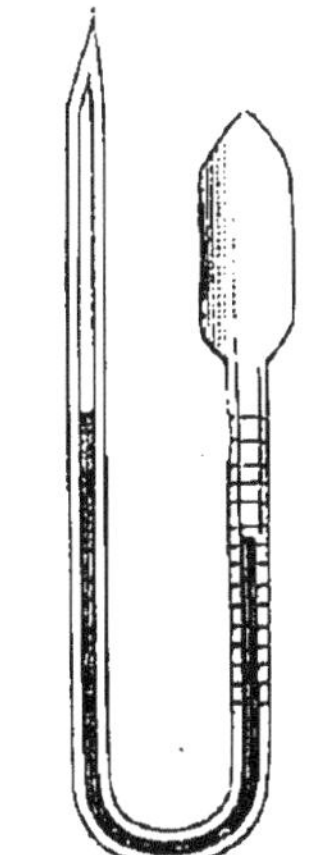
Fig. 3. — Baroscope.

Baroscope. — Tout gaz recueilli sur l'eau est modifié dans son volume par l'effet de trois influences: 1° la pression atmosphérique; 2° la température, 3° la tension de la vapeur d'eau pour cette température; mais cest rois influences, quelle que soit l'intensité de chacune d'elles, ont une résultante qui sera donnée par le baroscope (fig. 3).

Dans la boule de cet instrument est un gaz chimiquement indifférent. Ce gaz est séparé de l'air extérieur par une colonne de mercure, au-dessus de laquelle est une gouttelette d'eau, qui maintient toujours saturé de vapeur le gaz enfermé dans la partie renflée de l'appareil.

Pour ne pas compliquer la graduation, celle-ci est exprimée en centimètres barométriques; elle est comprise entre 76 et 62, soit 760 millimètres et 620 millimètres.

La correction d'un volume donné de gaz recueilli en présence de l'eau se fait en multipliant ce volume par le chiffre indiqué par le baroscope et en divisant le produit par 76 ou 760 millimètres. On obtient ainsi le volume de ce même gaz sec à 760 millimètres et 0°.

Des tables baroscopiques sont dressées pour traduire directement le volume d'azote dégagé en grammes d'urée par litre d'urine, et nous dispensent ainsi de tout calcul. Ces tables se lisent comme des tables de multiplication.

Exemple. — 1 centimètre cube d'urine nous a donné 68 divisions (soit 6cc,8 sur la graduation du gazomètre), le baroscope marque à ce moment 69 ou 690 millimètres. Nous cherchons dans la colonne verticale des volumes le chiffre 68, et, en haut, dans la colonne horizontale des indications baroscopiques, nous cherchons 69. Suivant alors horizontalement le premier nombre descendant verticalement du second, nous trouvons, à la rencontre de ces deux directions, une case qui donne le chiffre 18,2. Cela veut dire que dans un litre de l'urine analysée il y a 18 grammes 2 décigrammes d'urée.

	BAROSCOPE														
GAZOMÈTRE	75	74	73	72	71	70	69	68	67	66	65	64	63	62	61
66	19.1	18.7	18.6	18.4	18.1	17.9	17.6	17.4	17.1	16.9	16.6	16.3	16.1	15.8	15.6
67	19.4	19.2	18.9	18.7	18.4	18.1	17.9	17.6	17.4	17.1	16.8	16.6	16.3	16.1	15.8
68	19.7	19.5	19.2	18.9	18.7	18 4	18.2	17.9	17.6	17.4	17.1	16.8	16.6	16.3	16
69	20	19.8	19.5	19.2	18.9	18.7	18.4	18.2	17.9	17.6	17 4	17	16.8	16.5	16.3
70	20.3	20	19.8	19.5	19.2	19	18.7	18.4	18.2	17.9	17.6	17.3	17.1	16.8	16.5

Remarques. — Avant d'introduire dans l'appareil le petit godet, la partie externe de ce dernier doit être bien séchée. Le bouchon de l'analyseur sera aussi essuyé soigneusement (on peut le frotter légèrement avec un morceau de paraffine, de manière à rendre la fermetuer plus hermétique).

Le brome étant très irritant, il faut toujours laisser à sa surface une petite couche d'eau qui, en pénétrant dans la pipette, empêchera ces vapeurs d'arriver dans la bouche de l'opérateur.

Lorsque l'urine contient de l'albumine, il est nécessaire d'éloigner celle-ci en chauffant environ 10 centimètres cubes de cette urine avec deux ou trois gouttes d'acide acétique ; après avoir filtré, on laisse refroidir et le liquide est prêt pour l'analyse.

L'urine diabétique peut être analysée telle quelle.

Lorsque l'urine fournit plus de gaz que le gazomètre n'en peut contenir, il faut la diluer avec partie égale d'eau, on double alors le résultat obtenu. Au contraire, si elle contient trop peu d'urée, on en prendra 2 centimètres cubes on pourra même la concentrer au besoin ; on aura soin, dans ce cas, de tenir compte de cette réduction dans le calcul du résultat.

L'urine ayant subi la fermentation ammoniacale donne les mêmes résultats que l'urine fraîche. On peut, au besoin, en fixer l'ammoniaque par une ou deux gouttes d'acide acétique.

Analyse sans baroscope. — Quand on n'a pas de baroscope à sa disposition, on obtiendra un résultat exact en opérant de la façon suivante : on fait dissoudre 1 gramme d'urée (desséchée sur l'acide sulfurique) et 2 grammes de glucose dans 100 centimètres cube d'eau, ce qui nous donne une solution dont chaque centimètre cube contient 0,01 d'urée.

On introduit alors 1 centimètre cube de cette solution dans l'analyseur ; après trois ou quatre minutes de dégagement, on note quel est le chiffre du déplacement de la colonne d'eau dans le gazomètre, puis on répète la même opération avec 1 centimètre cube de l'urine à examiner. Ce dernier chiffre est divisé par le premier ; le résultat multiplié par 10, nous donne le poids d'urée contenue dans un litre d'urine.

Exemple. — 1 centimètre cube de la solution d'urée à 1 0/0 donne 34 ; 1 centimètre cube d'urine (dans les mêmes conditions extérieures de pression et de température) donne 42; nous disons 42 : 34 = 1,235, soit 12 gr. 35 d'urée par litre.

Le chiffre 34 indique donc la quantité d'azote fournie par 0,01 d'urée. Dans un laboratoire où règne une température moyenne (17 à 20°), ce chiffre varie très peu (entre 34 et 36), et, en admettant pour nos calculs la moyenne de 35, on obtient des résultats suffisamment exacts pour les observations cliniques; on peut ainsi se dispenser d'analyser chaque fois 1 centimètre cube de la solution d'urée à 1 0/0. La différence entre les deux procédés n'est pas supérieure à 0,1 ou 0,2 0/0.

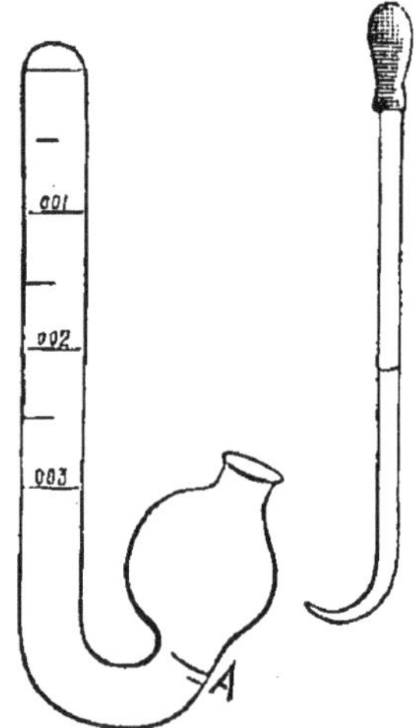

Fig. 4. — Uréomètre de Southall.

Uréomètre de Southall. — Depuis quelque temps les cliniciens anglais employent pour le dosage de l'urée un appareil très simple, construit par Southall et représenté dans la figure 4, qui est suffisamment explicative.

On remplit la longue branche de l'uréomètre jusqu'au trait A, avec du réactif bromhydrique (environ 20 centimètres cubes); on ajoutede l'eau dans la partie renflée, de manière à la remplir jusqu'aux 3/4 environ. Au moyen d'une pipette recourbée, on introduit, en comprimant graduellement la poire de caoutchouc, 1 centimètre cube d'urine. Le gaz formé se rassemble à la partie supérieure du tube, et, quand la réaction est achevée, une simple lecture de la graduation nous donne immédiatement la quantité en poids d'urée contenue dans un centimètre cube de l'urine analysée. En multipliant par 1,000, nous obtenons la proportion d'urée contenue dans un litre d'urine.

L'uréomètre de Southall, sans être aussi exact que

l'analyseur gazométrique d'Esbach, est appelé à rendre de bons services au médecin praticien en raison de la simplicité de son maniement et de la modicité de son prix (4 francs).

Lorsque l'urine contient de l'albumine, l'opération ne réussit pas très bien, à cause de la mousse persistante qui se forme à la surface du liquide.

MÉTHODE VOLUMÉTRIQUE

Cette méthode, due à Liebig et modifiée par Pfluger, est basée sur la propriété que possède l'urée de former une combinaison avec le nitrate mercurique.

Préparation des réactifs. — 1° *Mixture barytique*: dissoudre à une douce chaleur 1 gramme de nitrate de baryum dans 20 centimètres cubes d'eau distillée, et, d'un autre côté, 1 gramme d'hydrate de baryte dans 40 centimètres cubes d'eau distillée; mélanger les deux solutions et conserver ce réactif dans un flacon bien bouché.

2° *Liqueur titrée de nitrate mercurique* : peser exactement 77,2 de bioxyde de mercure, préalablement desséché à 100°; dissoudre dans une quantité suffisante d'acide nitrique pur (ajouter cet acide petit à petit de manière à ne pas en employer un trop grand excès). Cette solution est évaporée jusqu'à consistance sirupeuse, puis on la reprend par l'eau distillée, de manière à faire 1,000 centimètres cubes de liquide.

Lorsqu'on ajoute l'eau, il se forme quelquefois un précipité; quelques gouttes d'acide nitrique le feront disparaître. Un centimètre cube de cette liqueur mercurique doit correspondre à 0,01 d'urée.

Vérification. — On la vérifie de la manière suivante : dessécher à 100° de l'urée pure; en peser 2 grammes, qu'on dissout dans 100 centimètres cubes d'eau. 10 centimètres cubes de cette solution demanderont exactement 20 centimètres cubes de la liqueur mercurique. Au moyen de la burette de Mohr, on fait arriver, d'un seul coup, environ 15 centimètre cubes des liqueur mercurique, puis on procède par centimètres cubes, en mélangeant de temps en temps une goutte de liquide avec du bicarbonate de soude (voir, plus loin les détails de l'opération), jusqu'à ce qu'il se forme un précipité jaune.

Exemple. — Si les 10 centimètres cubes de solution d'urée ont demandé seulement 19 centimètres cubes de solution mercurique, cette dernière est trop concentrée' et pour chaque 190 centimètres cubes on ajoutera 10 centimètres cubes d'eau. — Si, au contraire, cette liqueur normale est trop faible, il faudrait y ajouter du nitrate mercurique ; mais il est plus simple de noter quelle est la quantité d'urée correspondant à 1 centimètre cube de la liqueur mercurique.

Titration de l'urée dans l'urine. — Il faut tout d'abord prendre la densité de l'urine pour connaître la quantité approximative d'urée qu'elle renferme (voir p. 5).

Les phosphates et les chlorures contenus dans l'urine gênant la réaction, il est urgent de les éliminer.

Pour cela, on mélange 20 ou 40 centimètres cubes d'urine avec la même quantité de mixture barytique, on agite et on éloigne l'excès de baryte en faisant passer pendant quelques minutes au travers du liquide un courant d'acide carbonique. — L'urine est ainsi débarrassée de tous les phosphates, mais elle contient encore les chlorures. Quelques auteurs recommandent de les éloigner au moyen du nitrate d'argent. Cette opération est un peu longue, et nous préférons procéder de la manière suivante :

Les chlorures donnent avec le nitrate mercurique du sublimé et du nitrate de soude :

$2NaCl$	+	$Hg(AzO^3)^2$	=	$2NaAzO^3$	+	$HgCl^2$
Chlorure de sodium	+	Nitrate mercurique	=	Nitrate de soude	+	Bichlorure de mercure

Dans les conditions où nous sommes, le sublimé n'a aucune action sur l'urée; donc, aussi longtemps que l'urine contiendra des chlorures, le nitrate mercurique se transformera en sublimé et nous n'aurons pas de pré cipité, et, sitôt que ce dernier se formera, nous saurons que le nitrate mercurique commence à se combiner avec l'urée.

On fait donc arriver cette solution mercurique dans 20 centimètres cubes de liquide dépouillé des phosphates (correspondant à 10 centimètres cubes d'urine). On commence à noter le nombre des centimètres cubes employés au moment précis où se forme un précipité blanc persistant. Admettons que nous ayons trouvé à l'urine une densité de 1.020; nous savons que cette densité correspond (si l'urine est dans les conditions prévues à la p. 5). approximativement à 20 grammes d'urée pour 1.000. Comme il est d'une grande importance que la titration marche rapidement, on pourra ajouter d'un seul coup 18 à 20 centimètres cubes de liqueur mercurique. Cela fait, on introduit dans le liquide une certaine quantité de bicarbonate de soude, jusqu'à ce que la réaction ne soit plus que faiblement acide. Puis on continue à faire arriver la solution mercurique avec précaution et par quantité de 1/2 centimètre cube, en essayant chaque fois le liquide de la manière suivante : sur une plaque de verre posée sur un fond noir, on place, les unes à côté des autres, des gouttes de solution saturée de bicarbonate de soude. On approche alors une baguette de verre trempée dans le liquide à examiner et on en laisse tomber une goutte, qu'on réunit avec celle du bicarbonate de soude sans les mélanger. Aussi longtemps qu'il se forme un précipité blanc, la réaction n'est pas terminée; sitôt qu'elle est achevée, il se produit, après vingt ou trente secondes, un petit liséré jaune au point de contact des liquides.

Exemple. — Densité de l'urine, 1.018. Quantité probable d'urée, de 15 à 20 grammes par litre. Employé $4^{cc},5$

de solution mercurique avant la formation d'un précipité persistant ; chiffre total des centimètres cubes employés = 21,5. Nous aurons donc 21,5 — 4,5 = 17 centimètres cubes ; et, comme chaque centimètre cube de liqueur normale correspond à 0,01 d'urée, l'urine analysée contenait 17 grammes d'urée par litre.

Remarque. — Lorsque l'urine contient de l'albumine, il faut l'éloigner par l'acide acétique (voir p. 11).

Physiologie et pathologie. — L'urée excrétée dans les vingt-quatre heures donne la mesure approximative de l'activité des échanges organiques s'effectuant dans les différentes parties du corps. Les éléments concourant à la formation de l'urée sont fournis principalement par les matières protéiques ou albuminoïdes ; aussi voyons-nous, à l'état normal, la production de l'urée être sous la dépendance du genre de vie de l'individu (alimentation, travail, etc.). Cependant tout l'azote n'est pas éliminé sous forme d'urée ; on trouve encore d'autres combinaisons azotées, telles que : l'acide urique, la créatine, la créatinine, l'acide hippurique, etc. La proportion de ces dernières substances est minime et l'urée reste le principal indicateur des échanges organiques.

Lieu de formation. — Cette urée se forme dans le foie aux dépens des matériaux qu'y charrie le torrent circulatoire ; ces matériaux sont fournis en majeure partie par la créatine. Cette opinion paraît démontrée par le fait que, dans la totalité des muscles, on retruve 90 grammes environ de créatine, tandis que l'urine n'en élimine que 0gr.5 à 2gr.5 dans les vingt-quatre heures. La fabrication de l'urée par le foie doit donc être sous la dépendance de l'état d'intégrité ou d'altération des cellules hépatiques ou de l'activité plus ou moins grande de la circulation hépatique.

Moyenne en vingt-quatre heures. — L'homme sain élimine dans les vingt-quatre heures une moyenne de 25 à 40 grammes d'urée; chez la femme, cette quantité est un peu moindre (20 à 32 grammes), tandis que, chez l'enfant, elle est, relativement au poids du corps, plus considérable.

Augmentation. — La quantité d'urée augmente :

1° *Dans les maladies aiguës fébriles.* Cette augmentation se produit jusqu'à ce que la température soit arrivée à son maximum, malgré la diète et la diminution de l'urine (50 à 80 grammes d'urée en vingt-quatre heures.)

2° Au stade de rémission, elle diminue peu à peu, pour tomber au-dessous de la normale dans la convalescence; puis elle remonte, à mesure que le malade reprend des forces. Ainsi, dans la *fièvre typhoïde* on peut dire d'une manière générale que la quantité d'urée est d'autant plus élevée que la maladie affecte une marche plus franchement inflammatoire, tandis qu'elle sera d'autant moins forte que les symptômes adynamiques prédomineront.

3° Dans les cas de *congestion simple du foie* sans altération des cellules hépatiques.

4° Dans les affections inflammatoires du domaine de la veine porte et en particulier dans la *péritonite.* Cela s'expliquerait par le transport dans le foie de produits septiques irritants.

5° *Dans la diabète sucrée,* à cause du régime azoté et de la grande quantité d'urine émise par le malade.

Diminution. — La quantité d'urée diminue :

1° *Dans les affections chroniques* où l'activité vitale est diminuée; elle arrive alors à son minimum quand le rein fonctionne mal.

2° *Dans les cas d'hydropisie,* par le fait que l'urée reste en dissolution dans les transsudats. S'il se produit, à un moment donné, une forte diurèse, l'urée peut augmenter d'une manière considérable.

3° *Dans l'anémie,* la *chlorose* et la première période de la *tuberculose.*

4° Dans toutes les *maladies du foie* où le parenchyme est atteint et la vitalité des cellules diminuée : ainsi, dans l'*atrophie jaune aiguë,* dans l'*empoisonnement* aigu par le *phosphore*, l'*arsenic*, l'*antimoine* (au contraire, de petites doses de ces dernières substances excitent plutôt la production de l'urée).

Mais c'est principalement dans la *cirrhose du foie* que la quantité d'urée donnera de précieux renseignements sur l'étendue de la lésion ; cette constatation sera surtout d'une grande utilité pour le pronostic. Si, dans le cours d'une cirrhose, la quantité d'urée remonte progressivement, on aura la preuve que le traitement institué agit d'une façon efficace. Dans l'*hépatite suppurée*, il y a, au début, augmentation de l'urée (à cause de la congestion), puis diminution au fur et à mesure de la destruction de la substance hépatique.

Dans la *lithiase biliaire*, elle diminue notablement pendant les crises de colique hépatique.

5° *Dans les carcinomes*, l'urée ne diminue que dans la période cachectique.

ACIDE URIQUE ($C^5 H^4 Az^4 O^3$)

Le précipité qui se forme dans l'urine, après refroidissement, est composé d'acide urique et surtout d'urates. Ces cristaux (fig. 5) peuvent prendre les formes les plus diverses et constituer un dépôt, dont la couleur varie du blanc jaunâtre au rouge vif; chez certains opérés (surtout ceux qui sont alcooliques), il est quelquefois rouge-minium.

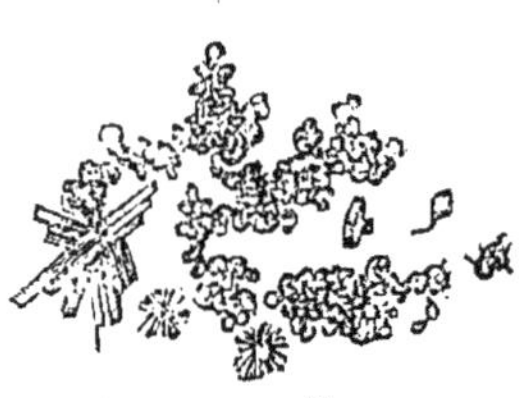

Fig. 6. — Urates.

En chauffant, ce précipité se redissout, ce qui le distingue des phosphates, qui, au contraire, sont précipités par la chaleur.

Recherche qualitative. — Lorsque l'acide urique ou les urates ne sont pas encore déposés, il faut ajouter à l'urine une proportion de 2 °/₀ d'acide chlorhydrique concentré, et laisser reposer pendant une nuit. On place une petite quantité du précipité qui s'est formé dans une capsule de porcelaine et, après l'avoir arrosé avec une ou deux gouttes d'acide nitrique, on chauffe doucement et avec précaution, jusqu'à évaporation complète de l'acide. Le résidu forme une tache jaune rougeâtre. Si, au moyen d'une baguette de verre plongée dans l'ammoniaque, on touche cette tache, il se produit au lieu de contact une magnifique coloration rouge pourpre; en remplaçant l'ammoniaque par de la potasse caustique, la coloration est violette (il se forme du murexide ou purpurate d'ammoniaque ou de potasse).

On peut simplifier cette réaction de la façon suivante on fait tomber sur un fragment de papier à filtrer une petite quantité du sédiment urique; on chauffe délicatement sur une lampe à alcool, jusqu'à ce que le papier soit complètement sec puis, sur la tache jaunâtre qui s'est formée, on ajoute une goutte d'acide nitrique dilué (1 : 3); le papier est exposé de nouveau à une douce chaleur; quand il est sec, il prend une couleur rougeâtre sur les bords. En l'humectant avec une goutte d'ammoniaque et en continuant à chauffer modérément, il se produit une magnifique coloration rouge, qui augmente encore par le refroidissement.

Au microscope. — Les cristaux d'acide urique se reconnaissent très facilement à l'aide du microscope. Lorsqu'on veut rechercher cet acide dans des liquides où il se trouve en très petite quantité, il faut évaporer suffisamment ce liquide, y ajouter ensuite quelques gouttes d'acide acétique ou d'acide chlorhydrique, puis y introduire quelques débris de fil très ténus (par exemple de la soie effilée). On laisse reposer le tout pendant vingt-quatre heures, dans un endroit frais; les cristaux vont se grouper autour des fils, et ils sont alors facilement reconnaissables

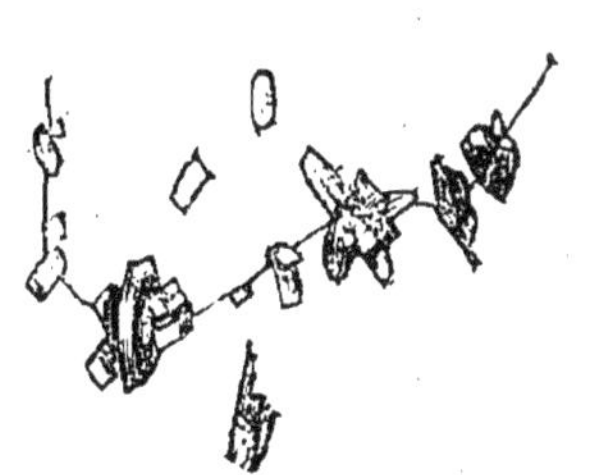

Fig. 6. — Acide urique cristallisé autour d'un fil.

(fig. 5). En général, ils sont colorés en jaune ou en brun plus ou moins foncé, par la matière colorante de l'urine, qu'ils entraînent toujours avec eux.

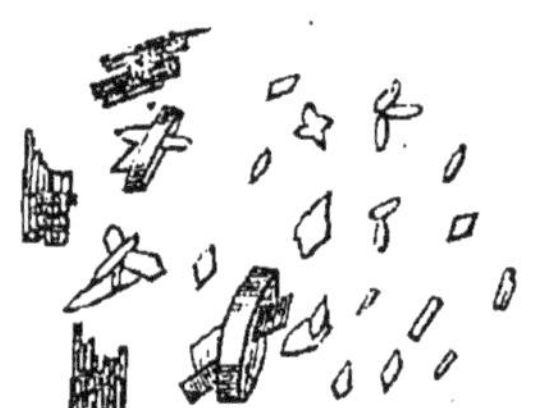
Fig. 7. — Acide urique.

On peut aussi obtenir des cristaux caractéristiques d'acide urique en dissolvant sur le porte-objet une petite quantité du sédiment dans une goutte de potasse caustique (1/10) et en y ajoutant une goutte d'acide chlorhydrique concentré; après un quart d'heure, les cristaux sont déjà formés (fig. 7).

Recherche quantitative. — *Méthode clinique avec l'appareil d'Esbach.* — L'analyseur gazométrique d'Esbach nous permet d'obtenir la quantité d'acide urique, en décomposant ce dernier par l'acide nitrique. Il se dégage un peu d'acide carbonique et de l'azote dont nous apprécions le volume de la même manière que pour le dosage de l'urée par l'hypobromite de soude.

Manière d'opérer. — 100 à 150 centimètres cubes d'urine sont mélangés, dans une capsule de porcelaine, avec 2 0/0 d'acide chlorhydrique concentré. Pour hâter la cristallisation et grouper les cristaux, on introduit dans le liquide quelques fils très ténus. Le tout est placé dans un endroit frais et abandonné au repos pendant deux ou trois jours. Le précipité est ensuite recueilli sur un filtre; ce dernier est enroulé autour d'une petite baguette de verre et introduit dans l'analyseur contenant 12 centimètres cubes du réactif suivant :

Acide nitrique (densité 1.40).	65 centim. cubes.
Eau distillée..............	45 —

Le dégagement du gaz ne commence qu'après une ou deux miuutes, ce qui permet de procéder à l'opération lentement et avec soin; on laisse le gaz se dégager pendant une heure. Des tables, avec correction baroscopique, traduisent en acide urique le volume des gaz recueillis (voir Urée, p. 10). Au chiffre obtenu, on ajoute 0,005 par 100 centimètres cubes d'urine employée ; cette quantité représente la moyenne de l'acide urique resté en solution.

Par pesée. — Nous pouvons obtenir la quantité d'acide urique d'une manière assez précise en procédant de la façon suivante : 200 centimètres cubes d'urine sont mélangés, dans une capsule, avec 5 centimètres cubes d'acide chlorhydrique concentré (l'urine doit être claire; dans le cas où il y aurait un précipité d'urates on le ferait redissoudre à une douce chaleur et on filtrerait).

On abandonne ce mélange dans un endroit frais, pendant quarante-huit heures, puis le précipité qui s'est formé est recueilli sur un filtre dont on connaît le poids ; on lave le précipité et le filtre avec très peu d'eau distillée, on le sèche à 100° et on pèse. Dans ce cas, il est inutile de faire une correction de solubilité, car les matières colorantes entraînées par les cristaux d'acide urique compensent amplement la perte de ce dernier.

MÉTHODE VOLUMÉTRIQUE

Méthode de Haycraft. — Nous nous servirons de la méthode de Haycraft, légèrement modifiée. Elle est basée sur la propriété qu'a l'acide urique de former, avec les sels doubles d'argent, un composé assez stable ($C^5 H^3 Az^4 O^3 Ag$).

Préparation des réactifs.

1° *Solution normale décime d'argent* (N/10). — Peser exactement 17 grammes de nitrate d'argent cristallisé et le faire dissoudre dans 1,000 centimètres cubes d'eau distillée. Un centimètre de cette solution indiquera 0,0168 d'acide urique.

2° *Solution titrée de sulfocyanure d'ammonium.*

Peser environ 8 grammes de sulfocyanure d'ammonium et les faire dissoudre dans 1,000 centimètres cubes d'eau distillée.

Un centimètre cube de cette solution doit précipiter, exactement, 1 centimètre cube de la solution N/10 d'argent citée plus haut. Pour s'en assurer, on prend 10 centimètres cubes de cette dernière, on lui ajoute 100 centimètres cubes d'eau distillée et 5 centimètres cubes de solution de sulfate de peroxyde de fer et d'ammoniaque (voir plus loin). Au moyen d'une burette de Mohr, on fait arriver la solution de sulfocyanure jusqu'à ce que le liquide prenne une très légère coloration brune. On corrige alors la solution suivant la quantité de centimètres cubes employée.

Exemple. — Il a fallu 9 centimètres cubes de la solution des sulfocyanure pour obtenir la coloration brune du liquide contenant la solution d'argent. Nous voyons donc que, pour être au titre, nous devons ajouter 1 centimètre cube d'eau distillée pour 9 centimètres cubes de sulfocyanure, soit 110 centimètres cubes d'eau distillée pour les 991 centimètres cubes de sulfocyanure restants.

Un centimètre cube de cette solution indiquera aussi 0,0168 d'acide urique.

Haycraft recommande de faire cette solution au centième; il suffirait pour cela de prendre 10 centimètres cubes de notre solution et de les diluer à 100 centimètres cubes avec de l'eau distillée. J'ai pu m'assurer que la fin de la réaction est très nette, soit avec l'une, soit avec l'autre solution.

3° *Solution ammoniacale d'argent.*

Dissoudre 2 gr. 5 de nitrate d'argent dans 50 centimètres cubes d'eau et ajouter, goutte à goutte, de l'ammoniaque, jusqu'à redissolution complète du précipité.

4° *Solution saturée à la température ordinaire de sulfate de peroxyde de fer et d'ammonium* (alun de fer ammoniacal).

Marche de la titration. — On mélange 50 centimètres cubes d'urine avec 4 grammes de bicarbonate de soude et 2 ou 3 centimètres cubes d'ammoniaque liquide ; puis on ajoute, en agitant, 5 centimètres cubes de la solution ammoniacale d'argent (N° 3).

Le liquide est filtré au travers d'une couche d'amiante et de laine de verre, puis lavé à l'eau légèrement ammoniacale (1 : 50), jusqu'à ce que l'acide chlorhydrique on donne plus de trouble blanchâtre dans l'eau de lavage. Ensuite le filtre est arrosé avec 3 ou 4 centimètres cubes d'acide nitrique concentré, puis avec le même acide, de plus en plus dilué, de manière à redissoudre complètement le précipité. On lave alors le filtre avec de l'eau distillée, aussi longtemps que le liquide filtré présente encore une réaction acide. Il est préférable d'opérer cette filtrati à l'aide du vide obtenu par la pompe à air ; ainsi on n'a pas à craindre la décomposition de l'urate d'argent qui pourrait se produire si la filtration durait trop long temps.

On fait en sorte d'avoir environ 200 centimètres cubes de liquide, dans lequel on ajoutera 5 centimètres cubes de solution de sulfate de peroxyde de fer ammoniacal (N° 4). Ce liquide est prêt pour la titration par la liqueur titrée de sulfocyanure d'ammonium ; cette dernière est alors introduite au moyen d'une burette de Mohr, jusqu'à persistance de la coloration brune pâle du liquide.

Exemple. — Nous avons employé 2 c. c. 5 de solution titrée de sulfocyamure; nous aurons donc :
$2{,}5 \times 0{,}0168 = 0$ gr. 042 milligrammes d'acide urique dans 50 centimètres cubes d'urine, soit 0,084 °/₀.

Remarque. — Dans les cas où l'urine est albumineuse ou contient du sucre, il n'est pas nécessaire d'éliminer ces substances, qui n'empêchent nullement la précipitation de l'urate d'argent.

Physiologie et pathologie. — On n'est pas encore absolument d'accord sur le lieu de formation de l'acide urique, mais il est certain que le foie joue un grand rôle dans sa production.

La quantité éliminée en vingt-quatre heures est très variable suivant le régime de l'individu; avec une nourriture purement végétale on en trouve 0,2 à 0,7, dans les vingt-quatre heures, tandis qu'avec une nourriture animale cette quantité peut aller jusqu'à 2 grammes (Bunge). Le rapport entre l'acide urique et l'urée est aussi très variable; ainsi, chez un jeune homme normal et fort, avec une nourriture composée uniquement de pain, Bunge trouva, dans les vingt-quatre heures :

$$\frac{\text{urée } 20.6}{\text{acide urique } 0,25} = 82\,;$$

Tandis que chez le même individu, avec une nourriture purement animale, la proportion était de :

$$\frac{\text{urée } 67,2}{\text{acide urique } 1,4} = 48\,;$$

A l'état normal, et avec une nourriture mixte, on peu admettre qu'il y a 1 gramme d'acide urique pour 45 à 50 grammes d'urée. Dans les cas pathologiques, c'est surtout ce rapport entre l'urée et l'acide urique qu'il est important de connaître.

Il est très probable, sans qu'on puisse encore le prouver absolument, que l'acide urique est le résultat d'une oxydation incomplète de l'urée (un produit de passage).

Si nous comparions la machine animale à une chaudière, l'urée représenterait la cendre du combustible introduit dans le foyer, et l'acide urique les débris du com bustible incomplètement brûlé. Plus le tirage est fort plus la proportion de cendre sera forte; au contraire, vient-il à diminuer, la combustion sera moins complète et les produits incomplètement brûlés augmenteront. Quelques auteurs n'admettent pas que l'augmentation de l'acide urique soit le résultat de la diminution d'intensité des oxydations organiques; ils ne voient là qu'une simple surproduction de cet acide (Stadthagen).

Les observations cliniques parlent plutôt en faveur de la première théorie.

Il est quelquefois très important de savoir si l'acide urique ou les urates se déposent déjàdans la vessie; pour s'en assurer, il faut examiner l'urine immédiatement après la miction; on trouve alors un précipité formé de cristaux caracéristiques (fig. 7), de formes irrégulières, signalés par Ultzmann dans les cas de lithiase rénale.

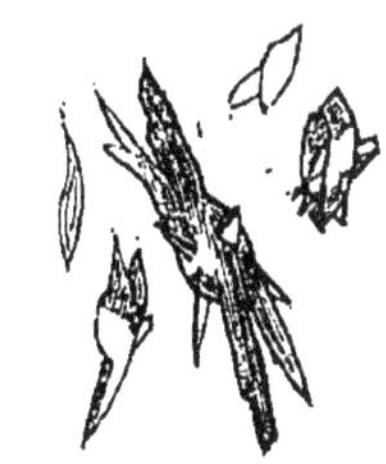

Fig, 8. — Acide urique formes irrégulières.

Augmentation. — *Entrave à la respiration et à la circulation.* — L'acide urique augmente (indépendamment du régime) chaque fois que les processus d'oxydation diminuent, ainsi quand la respiration est entravée ou affaiblie (emphysème), de même lorsque le cœur est fatigué et la circulation ralentie, dans l'anémie pernicieuse, et surtout dans la *leucémie*, où l'urine peut en contenir des proportions énormes. — Bartels cite un leucémique qui éliminait 4 à 5 grammes d'acide urique dans les vingt-quatre heures. Dans ces cas, il est important d'établir le rapport qui existe entre la quantité d'urée et celle de l'acide urique; il n'est pas rare de trouver alors 1 gramme d'acide urique pour 10 ou 12 grammes d'urée. On ne constatera jamais, chez les pseudo-leucémiques, de pareilles proportions.

Goutte. — Pendant les accès de goutte, l'acide urique est diminué, tandis que vers la fin de l'attaque il peut augmenter beaucoup.

Fièvre. — Il est encore augmenté dans les maladies fébriles, à cause de la désassimilation énergique et de l'usure rapide des tissus.

Jaksch a signalé une affection dans laquelle les individus maigrissent rapidement et deviennent hypocondriaques, sans qu'on puisse trouver d'autre symptôme qu'une énorme augmentation de l'acide urique dans l'urine.

Diminution. — L'acide urique diminue dans quelques maladies chroniques, comme, par exemple, la néphrite chronique, les arthrites chroniques, le diabète et l'atrophie musculaire progressive.

ACIDE HIPPURIQUE ($C^9 H^9 Az O^3$)

Recherche qualitative. — D'après Lücke, on reconnaît cet acide en le mélangeant avec de l'acide nitrique concentré; après avoir évaporé le liquide, on chauffe le résidu sec dans une éprouvette; il se dégage alors une odeur d'amandes amères (nitrobenzol). Il ne faut pas oublier que la même réaction se produit avec l'acide benzoïque.

Recherche quantitative. — D'après Hoppe-Seyler, on agite l'urine avec du charbon animal (10 grammes de charbon pour 100 centimètres cubes de liquide), on filtre et on prend 200 centimètres cubes d'urine filtrée, qui est évaporée jusqu'à 50 centimètres cubes. Après avoir ajouté 200 centimètres cubes d'acide chlorhydrique concentré, on laisse reposer ce mélange à la cave pendant un ou deux jours. Le précipité est alors recueilli sur un filtre et lavé à l'eau froide, puis desséché à 100° et pesé.

Comme cet acide est soluble dans 600 parties d'eau froide, il faudra ajouter au résultat obtenu 0,01 d'acide hippurique pour chaque 6 centimètres cubes d'eau de lavage.

Physiologie et pathologie. — Sous l'influence d'une nourriture mixte, l'homme élimine, en vingt-quatre heures, une moyenne de 0,3 à 1 gramme d'acide hippurique. Cette proportion peut augmenter considérablement après l'ingestion de certains fruits, tels que les myrtilles, les mûres, les prunes, etc.

L'acide benzoïque, administré à l'intérieur, est éliminé sous la forme d'acide hippurique, aussi bien par l'urine que par la sueur. Loebisch fait remarquer que cette transformation n'a lieu que lorsque les reins sont en bon état, tandis que, lorsqu'ils sont malades (néphrite, rein amyloïde) l'acide benzoïque est éliminé comme tel. Cette particularité pourrait servir à éclairer le diagnostic dans ces cas-là.

CRÉATININE ($C^4 H^7 Az^3 O$)

Recherche qualitative. — Jaffé a signalé une réaction très sensible : en ajoutant à une solution de créatinine quelques gouttes d'acide picrique (au 1/100) et quelques gouttes de potasse caustique (1/10), on obtient une coloration rouge intense (allant du rouge-orange au rouge sang, suivant la concentration).

Avec un excès de potasse caustique, et en exposan le mélange à la lumière pendant quelque temps, le liquide prend une coloration jaune; il en est de même si l'on ajoute de l'acide chlorhydrique ou de l'acide acétique. Cette coloration est déjà très sensible avec une solution de créatinine au 1/5000ᵉ.

Recherche quantitative. — D'après Neubauer, le procédé suivant donne de très bons résultats: on mélange 200 ou 300 centimètres cubes d'urine avec un lait de chaux jusqu'à réaction alcaline; puis on ajoute, en agitant, une solution étendue de chlorure de calcium (1 : 50), jusqu'à ce qu'il ne se forme plus de précipité. Après avoir laissé reposer le mélange pendant une ou deux heures, on filtre et on lave soigneusement le précipité. Le liquide filtré est évaporé au bain-marie, jusqu'à consistance d'extraite après refroidissement on ajoute à cet extrait 40 ou 50 centimètres cubes d'alcool absolu, on laisse digérer ce mélange pendant huit ou dix heures, puis il est filtré; le résidu est lavé avec très peu d'alcool; le liquide filtré est introduit dans une capsule avec quelques gouttes d'une solution alcoolique de chlorure de zinc (1 : 5); on laisse cristalliser à la cave pendant deux ou trois jours. Le fond de la capsule se tapisse d'un précipité véruqueux, ayant un aspect légèrement cristallin; ce précipité est recueilli sur un petit filtre, séché et pesé. Il faut avoir soin de toujours employer le liquide filtré pour rassembler et faire tomber le précipité dans le filtre, de façon à ne pas trop perdre de substance par solubilité. Lorsque tout le précipité est sur le filtre, on le lave avec un peu d'alcool concentré, jusqu'à ce qu'il s'écoule limpide. On dessèche à 100° et l'on pèse. 100 parties de ce précipité représentent 62,44 de créatinine.

On peut mettre la créatinine en liberté en faisant bouillir cette combinaison de zinc avec de l'hydrate de plomb il se produit alors du chlorure de plomb, de l'oxyde de zinc et de la créatinine qui reste en solution. En ajoutant à ce liquide, après refroidissement, de l'acide picrique et de la potasse caustique, on obtiendra une belle coloration rouge.

Physiologie. — En moyenne, l'élimination de la créatinine est de 0,5 à 1 gramme dans les vingt-quatre heures; cette quantité est augmentée par une nourriture riche en azote; on n'en retrouve pas dans l'urine des enfants à la mamelle.

La créatinine a surtout une importance théorique; parce que la créatine, dont elle dérive, semble être la source principale de l'urée. Jusqu'à présent, elle ne présente aucun intérêt pathologique.

ACIDE OXALIQUE ($C^2 H^2 O^4$)

Recherche quantitative. — Dans les sédiments, l'acide oxalique se trouve à l'état d'oxalate de chaux, dont les cristaux ont une forme caractéristique (fig. 8). Ces cristaux sont solubles dans l'acide chlorhydrique et insolubles dans l'acide acétique, ce qui les fera distinguer des autres cristaux affectant des formes semblables (phosphates ammoniaco-magnésiens).

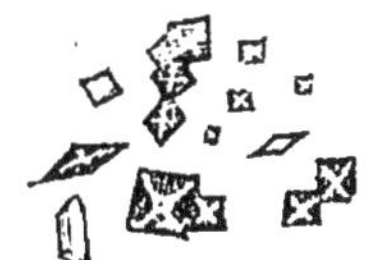

Fig. 9. — Oxalate chaux.

L'oxalate de chaux peut être maintenu en dissolution dans l'urine par le phosphate acide de soude.

Pour le précipiter, il faut procéder comme nous allons l'indiquer dans le paragraphe suivant.

Recherche quantitative. — La méthode la plus sûre est celle de Neubauer, modifiée par Führbringer et Czapek.

On mélange 4 ou 600 centimètres cubes d'urine avec une certaine quantité de chlorure de calcium (1/10), puis on alcalinise fortement avec l'ammoniaque. Cela fait, on ajoute assez d'acide acétique pour redissoudre le précipité formé et aciduler légèrement le liquide; ce dernier est ensuite placé dans un endroit frais et abandonné au repos pendant trois ou quatre jours. Pour empêcher des fermentations (surtout pendant l'été), il faut ajouter à ce liquide quelques gouttes d'une solution de thymol ou du chloroforme. J'emploie de préférence ce dernier chaque fois que je veux mettre pendant quelques jours une urine à l'abri des microorganismes. Il suffit pour cela d'y mélanger, en agitant, dix à quinze gouttes de chloroforme. — Le précipité obtenu est soigneusement recueilli sur un filtre. Il adhère, en général, assez fortement aux parois du vase; on le recueille alors au moyen d'une baguette de verre, armée d'un anneau de caoutchouc. Ensuite, le filtre et son contenu sont traités par l'acide chlorhydrique en chauffant légèrement. L'espèce de bouillie qui s'est formée par cette opération est placée sur un filtre et lavée à l'eau distillée, jusqu'à disparition de toute trace d'acidité. Le liquide filtré est réduit par l'évaporation, au quart environ de son volume et fortement alcalinisé par l'ammoniaque; on le laisse reposer au frais pendant plusieurs jours; après quoi le dépôt d'oxalate de chaux est recueilli sur un filtre lavé (et ne laissant pas de résidu après l'incinération); i est arrosé avec un peu d'eau distillée, puis avec une petite quantité d'acide acétique. Ce filtre est ensuite séché et incinéré dans un creuset de platine.

L'oxalate de chaux est ainsi transformé en chaux caustique; 56 parties de cette dernière correspondent à 90 parties d'acide oxalique. Il suffit donc de multiplier le poids du résidu par 1,6071 pour avoir la quantité d'acide oxalique contenu dans l'urine examinée.

Physiologie et pathologie. — Avec un régime mixte, la quantité moyenne d'acide oxalique, éliminée dans les vingt-quatre heures, est de 0,02; il peut disparaître complètement avec un régime composé exclusivement de viande, et sa proportion peut beaucoup augmenter lorsqu'on mange des légumes verts et surtout de l'oseille (genre Rumex), des tomates (*solanum lycopersicum*); de même qu'après l'absorption de certains médicaments: la rhubarbe, la gentiane, etc. Toutes ces plantes contiennent une petite quantité d'oxalates, qui passent au travers de l'organisme sans subir de décomposition.

Mais il est aussi probable, sans qu'on puisse l'affirmer d'une manière positive, qu'une certaine quantité d'acide oxalique peut se former dans l'organisme, par oxydation incomplète ou par tout autre processus qui nous échappe. Certains faits pathologiques, parlent en faveur de cette hypothèse.

Ainsi, on en trouve souvent dans les cas d'emphysème pulmonaire, dans l'ictère, le diabète, la scrofulose, le catarrhe chronique de la vessie etc., Begbie a même décrit, en 1849, une oxalurie idiopathique. Si l'on étudie attentivement le développement des symptômes de cette maladie, on ne tarde pas à s'apercevoir qu'on a plutôt affaire à une dyspepsie chimique, précédée ou suivie d'une dilatation stomacale, avec tout le cortège des accidents accompagnant ces affections : pesanteur à l'épigastre, flatulences, palpitations quelques heures après le repas etc. Peu à peu, les symptômes nerveux s'aggravent ; on remarque une sensibilité et une irritabilité extrême, de la mélancolie, de l'amaigrissement, de la tendance aux furoncles et au psoriasis; en un mot, un état cachectique, conséquence inévitable de la dyspepsie invétérée. Ce qui nous confirme encore dans cette opinion, c'est que Begbie guérissait ses malades par l'emploi de l'acide chlorhydrique aux repas. J'ai une série d'observations d'individus atteints de troubles digestifs graves, avec neurasthénie, chez lesquels j'ai toujours trouvé une augmentation, parfois même très forte, de l'acide oxalique éliminé par l'urine.

ÉLÉMENTS DU GROUPE DE LA XANTHINE

Les composés formant le groupe de la xanthine (xanthine, hypoxanthine, guanine et adenine) ont une grande importance théorique, bien qu'il règne encore une certaine obscurité sur leurs différentes transformations. Bunge les considère comme fournissant les matériaux de l'urée et de l'acide urique.

La présence d'une certaine quantité de xanthine dans les tissus et surtout dans les muscles, et, d'un autre côté, la minime proportion de cette combinaison contenue dans l'urine, parle en faveur de cette hypothèse.

Pour le moment, la recherche de ces substances n'a pas d'intérêt au point de vue pathologique.

On a signalé, mais comme une grande rareté, des calculs vésicaux, formé par la xanthine (voir p. 108). Quant aux méthodes à employer pour extraire cette substance de l'urine, nous renvoyons le lecteur au travail de Neubauer (Neubauer et Vogel, *De l'urine*, p. 32).

ÉLÉMENTS INORGANIQUES

Chlorures.

Recherche qualitative. — On acidifie 10 centimètres cubes d'urine par quelques gouttes d'acide nitrique, de manière à empêcher la précipitation des phosphates, et on ajoute une à deux gouttes de solution de nitrate d'argent (1/10). Dans l'urine normale, il se produit un fort précipité caillebotté de chlorure d'argent. En précipitant comparativement l'urine fébrile et une urine normale, on peut se rendre compte approximativement de la quantité des chlorures.

Si l'urine contient de l'albumine, il faut auparavant l'éliminer par l'ébullition, après avoir ajouté deux ou trois gouttes d'acide nitrique et filtrer.

Recherche quantitative. — Les deux procédés que nous allons décrire donnent tous deux de très bons résultats, comme j'ai pu m'en convaincre par une série d'essais comparatifs.

MÉTHODES VOLUMÉTRIQUES

Préparation des réactifs.

Procédé de Mohr. — 1° *Liqueur titrée de nitrate d'argent.* — Dissoudre 29 gr. 07 de nitrate d'argent cristallisé pur dans 1,000 centimètres cubes d'eau distillée. Chaque centimètre cube de cette liqueur correspond à 0,01 de chlorure de sodium (Na Cl). On peut aussi se servir de la solution $n/10$ d'argent, citée à la page 21, 1 centimètre cube de cette liqueur correspond à 0,00585 de Na Cl.

2° *Solution de chromate neutre de potasse au 10*[e].

Manière d'opérer. — On introduit 10 centimètres cubes d'urine et une forte pointe de couteau de nitrate de potasse pur (1 à 2 grammes) dans une capsule de platine ou dans un creuset de porcelaine; on évapore ce mélange à siccité et on chauffe jusqu'à ce que toute la matière organique soit brûlée, c'est-à-dire que la masse fondue soit blanche; un excès de nitrate de potasse empêche que la déflagration soit trop brusque. Après refroidissement, cette masse cristalline est dissoute dans de l'eau distillée, en ajoutant quelques gouttes d'acide nitrique, jusqu'à réaction acide; puis cette solution est neutralisée par le carbonate de chaux en excès. Le liquide est prêt pour la titration; il est inutile de filtrer, le carbonate de chaux ne gênant pas la réaction finale. On ajoute, comme indicateur, trois ou quatre gouttes de la solution de chromate neutre de potasse (n° 2); puis la solution titrée de nitrate d'argent (n° 1) est introduite avec précaution, soit au moyen d'une burette de Mohr, soit au moyen d'une pipette divisée en dizièmes de centimètre cube. Pendant cette opération, le liquide est agité continuellement avec une baguette de verre. Au point de contact des deux liquides, il se produit une coloration rouge (chromate d'argent), qui disparaît très rapidement au commencement de la titration, mais qui finit par persister quand tous les chlorures sont précipités. L'opération est terminée lorsque le liquide a pris une légère teinte brune; on note alors le nombre de centimètres cubes employés. Ce chiffre indique immédiatement, en grammes, la quantité de chlorure de sodium contenue dans un litre d'urine.

Exemple. — Nous avons employé 11 c. c. 5 de solution titrée de nitrate d'argent, ce qui nous donne 11 gr. 5 de chlorure de sodium dans 1,000 centimètres cubes d'urine.

Dans le cas où on se serait servi de la solution N/10 d'argent, il faudrait alors multiplier le nombre de centimètres cubes employés par 0,00585.

Certains manuels pour l'analyse des urines conseillent de faire la titration des chlorures en ajoutant la liqueur titrée directement dans l'urine, sans incinération préalable. Cette méthode est absolument défectueuse et donne des écarts considérables.

PROCÉDÉ DE VOLHARD, MODIFIÉ PAR SALKOWSKI

Préparation des réactifs. — 1° *Solution titrée de nitrate d'argent*, contenant 29 gr. 07 de nitrate d'argent par litre, comme pour la méthode de Mohr (p. 32).

2° *Solution saturée à froid de sulfate de peroxyde de fer et d'ammonium pur* (alun de fer ammoniacal).

3° *Acide nitrique pur* (poids spécifique 1,2).

4° *Solution titrée de sulfocyanure d'ammonium*, dont 1 centimètre cube précipite exactement 1 centimètre cube de la solution d'argent (n° 1). Pour la préparer, on dissout environ 15 grammes de sulfocyanure d'ammonium dans un litre d'eau distillée (ce sel étant très hygroscopique, on ne peut pas arriver par la simple pesée à préparer une liqueur titrée).

Cette solution empirique est titrée de la manière suivante : on mélange 10 centimètres cubes de la solution titrée d'argent (n° 1) avec 200 centimètres cubes d'eau et 5 centimètres cubes de la solution d'alun de fer ammoniacal (n° 2) puis on ajoute, goutte à goutte, en agitant, de l'acide nitrique pur, jusqu'à décoloration complète du liquide. La solution de sulfocyanure (n° 4) est alors introduite, peu à peu, au moyen d'une burette de Mohr et en ayant soin d'agiter continuellement, jusqu'à persistance d'une légère coloration brune.

On peut faire plusieurs dosages successifs, de manière à bien préciser le moment où tout l'argent est précipité on prend alors la moyenne des centimètres cubes employés pour ces différents dosages.

Si, par exemple, il a fallu $8^{cc},2$ de solution de sulfocyanure pour amener la réaction finale, nous en concluons qu'à ces $8^{cc},2$, il faut encore ajouter $1^{cc},8$ d'eau distillée, pour que les deux liqueurs se précipitent exactement ; soit $21^{cc},95$ d'eau distillée pour chaque

100 centimètres cubes de la solution de sulfocyanure d'ammonium.

Manière d'opérer. — Dans un ballon jaugé de 100 centimètres cubes, on mélange 10 centimètres cubes d'urine avec environ 50 ou 60 centimètres cubes d'eau distillée et 2 centimètres cubes d'acide nitrique; puis on introduit 15 centimètres cubes de la solution titrée d'argent (n° 1); après avoir agité fortement le mélange, on remplit le ballon jusqu'au trait de jauge; le liquide est laissé au repos pendant quelques minutes, puis filtré au travers d'un filtre non mouillé.

Il s'agit maintenant de doser l'excès de nitrate d'argent contenu dans ce liquide filtré; pour cela, on prend 50 centimètres cubes de ce dernier et on le mélange avec 200 centimètres cubes d'eau distillée, 5 centimètres cubes de la solution d'alun de fer ammoniacal (n° 2) et quelques gouttes d'acide nitrique, jusqu'à décoloration.

La liqueur de sulfocyanure d'ammonium est introduite avec précaution et en agitant continuellement jusqu'à persistance de la coloration brune.

Le nombre de centimètres cubes employés, multiplié par deux, indique exactement les centimètres cubes de solution d'argent en excès; il suffit alors de les déduire du chiffre 15 pour avoir le nombre de centimètres cubes de solution d'argent employés.

Exemple. — 50 centimètres cubes de liquide filtré ont exigé 3cc,5 de solution de sulfocyanure; 100 centimètres cubes en auraient exigé 7 centimètres cubes. Nous avons donc ajouté un excès de 7 centimètres cubes de solution d'argent ; par conséquent, nous aurons 15 centimètres cubes — 7 centimètres cubes = 8 centimètres cubes. C'est-à-dire que les chlorures contenus dans 10 centimètres cubes d'urine ont été complètement précipités par 8 centimètres cubes de la solution d'argent, et, comme 1 centimètre cube de cette dernière correspond à 0,01 de chlorure de sodium, les 10 centimètres cubes de l'urine examinée contiennent 0,08 de chlorure de sodium, soit 8 0/00.

Physiologie et pathologie. — La plus grande partie du chlore éliminé par l'urine l'est sous forme de chlorure de sodium (Na Cl) et c'est en Na Cl qu'on a l'habitude de l'évaluer dans les analyses quantitatives. Cette manière de voir n'est pas tout à fait juste, car, à côté du Na Cl, nous trouvons, par ordre d'importance, des chlorures de potassium, calcium et magnésium, puis une substance organique, signalée par Loebisch, contenant de 7 à 19 0/0 de chlore. La proportion de ces dernières combinaisons est très petite.

A l'état normal, la quantité de Na Cl peut varier beaucoup, suivant la nourriture ingérée.

A ce propos, Bunge (1) a signalé un fait très intéressant : il nous apprend que le sel est un condiment inconnu chez toutes les peuplades se nourrissant exclusivement de viande, tandis qu'il est absolument nécessaire aux individus qui prennent une nourriture mixte ou végétale. Il cite de nombreux exemples à l'appui de cette observation et il prouve que plus on introduit de sel de potasse dans l'organisme (par les végétaux), plus aussi le besoin du chlorure de sodium se fait sentir.

Cette potasse introduite dans l'organisme doit, pour être éliminée par l'urine, se transformer en chlorure de potasse ; dans ce but, elle demande au protoplasme sanguin une grande quantité de chlorure de sodium, qui doit nécessairement être remplacé. De cette double décomposition résulte la formation d'une certaine quantité de carbonate de soude, ce qui explique pourquoi, lorsque les chlorures augmentent, l'acidité de l'urine diminue.

Les pommes de terre, par exemple, qui contiennent une grande quantité de potasse, demandent, pour être bien digérées, une forte proportion de sel, et les statis-

(1) *Lehrbuch der Physiologischen und Pathologischen Chemie* p. 109.

tiques nous montrent que les campagnards emploient en moyenne trois fois plus de sel que les habitants des villes.

Bunge a trouvé qu'un homme se nourrissant exclusivement de pommes de terre éliminait jusqu'à 100 grammes de sels alcalins dans les vingt-quatre heures. Tous ces faits nous montrent que la quantité des chlorures contenus dans l'urine doit varier sous l'influence de la nourriture. Avec des aliments mixtes, l'individu normal élimine, dans les vingt-quatre heures, de 10 à 15 grammes de chlorures (Na Cl).

Diminution. — Cette proportion subit de grandes variations, suivant les états pathologiques.

États fébriles. — Elle est fortement diminuée dans certaines maladies fébriles. Dans la pneumonie, par exemple, les chlorures peuvent disparaître complètement pendant la période d'état, pour apparaître de nouveau au moment de la crise et augmenter beaucoup pendant les premiers jours de la convalescence.

Fièvre typhoïde. — En général, la courbe des chlorures marche en raison inverse de la quantité d'urée et proportionnellement à la quantité d'urine. Neubauer prétend que, dans la fièvre typhoïde bénigne, les chlorures s'abaissent rarement au-dessous de 2 grammes pour les vingt-quatre heures; dans ces cas favorables, il donne les moyennes suivantes : pendant la période d'état, 3,70 de Na Cl ; pendant la défervescence, 7,20 ; et pendant la convalescence, 14 grammes. Dans les cas mortels, la moyenne, pendant la période d'état, est de 2,50.

Suppurations. — Rommelaere prétend que chaque fois qu'un travail de suppuration se prépare, il y a une diminution des chlorures; ce serait aussi le premier symptôme de la septicémie.

J'ai fait moi-même des recherches dans un certain nombre de cas d'opérations graves (laparotomies pour kystes de l'ovaire, néphrectomies, etc.) et j'ai toujours trouvé qu'une augmentation régulière des chlorures éliminés coïncidait avec le rétablissement du malade. Dans les cas tout à fait favorables (néphrectomies), l'augmentation se manifestait déjà deux jours après l'opération ; au contraire, lorsque l'issue devait être fatale, les chlorures diminuaient de plus en plus, jusqu'à disparition presque complète (léger trouble avec le nitrate d'argent et l'acide nitrique). Dans tous ces cas, l'élimination des chlorures ne pouvait pas être sous la simple dépendance de la nourriture ingérée, car les malades recevaient la même quantité de lait et de bouillon pendant les premiers jours qui suivaient l'opération.

Digestion. — Les chlorures peuvent encore nous donner d'utiles renseignements sur le fonctionnement de l'appareil digestif. En général, lorsque la puissance d'absorption de la muqueuse intestinale est diminuée, leur élimination baisse considérablement. Ils peuvent disparaître presque complètement dans certains cas de vomissements incoërcibles et dans les cas de sténose du pylore.

Augmentation. — Dans la fièvre intermittente, les chlorures se comportent tout autrement que dans les autres maladies fébriles : au lieu de diminuer, ils augmentent beaucoup pendant les accès.

Les chlorures apparaissent quelquefois en quantité énorme dans l'urine au moment de la crise, dans les maladies aiguës, lorsqu'il y a eu rétention de ce sel pendant un certain temps; cela se voit surtout dans la pneumonie. On observe le même phénomène lorsqu'un épanchement (exsudat ou transsudat) se résorbe rapidement et qu'il est suivi d'une diurèse abondante.

PHOSPHATES

Recherche qualitative. — On précipite l'urine par le réactif ammoniaco-magnésien préparé de la façon suivante :

Sulfate de magnésie..............	30	grammes
Chlorhydrate d'ammoniaque.....	30	»
Ammoniaque liquide } de chacun Eau distillée......... }	130	»

Cette mixture ammoniaco-magnésienne précipite tous les phosphates de l'urine sous forme de phosphates ammoniaco-magnésiens, qu'on reconnaîtra facilement au microscope (fig. 10).

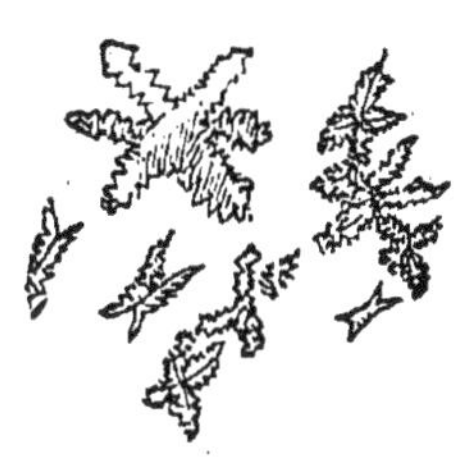

Fig. 10. — Phosphate ammoniaco-magnésien.

Ce réactif décélera les plus petites quantités de phosphates contenus dans un liquide et il nous servira également pour la recherche quantitative, mais il faut pour cet usage y ajouter 5 0/0 de glycose et 10 0/0 de glycérine.

Recherche quantitative. — *Méthode clinique.* — Nous nous servons depuis quelque temps d'une méthode qui, sans être très exacte au point de vue chimique, est cependant bien suffisante pour les recherches cliniques. Cette méthode, basée sur la précipitation des phosphates par la mixture ammoniaco-magnésienne, a comme principal avantage de fournir la relation qui existe entre les phosphates alcalins (Na.K.NH^3) et les phosphates terreux (Ca.Mg). L'appareil se compose d'un tube, mesurant environ 35 centimètres de hauteur, dont le tiers supérieur a un diamètre d'environ 3 centimètres. Les deux tiers inférieurs ont un diamètre de 5 ou 6 millimètres. Le calibre du tube est divisé en millimètres cubes, comme les pipettes.

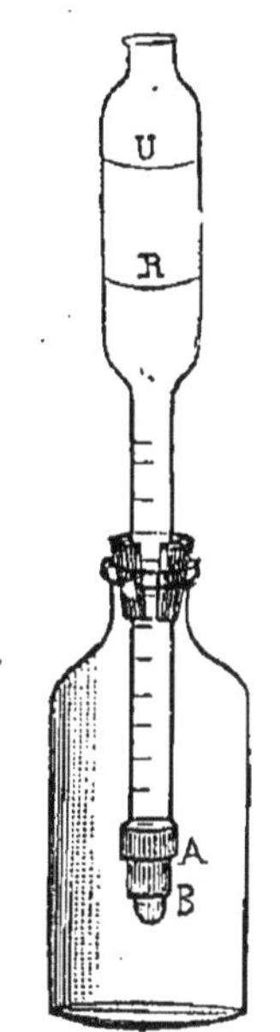

Fig. 11. — Phosphatomètre.

La partie inférieure A est fermée par un fragment de tuyau de caoutchouc, d'environ 2 centimètres de longueur, coiffé d'un petit morceau d'étoffe mince (mousseline), sur lequel on place une rondelle de papier à filtrer (fig. 11).

L'extrémité inférieure B du caoutchouc est fermée par un petit bouchon de verre. L'instrument étant ainsi préparé, on introduit la mixture ammoniaco-magnésienne, jusqu'à ce que la ligne inférieure du ménisque affleure exactement la ligne R (15 centimètres cubes).

L'urine, après avoir été acidifiée par deux ou trois gouttes d'acide chlorhydrique, est filtrée; on en verse dans l'appareil 25 centimètres cubes, c'est-à-dire une quantité suffisante pour atteindre la lettre U.

On mélange les deux liquides et on finit de remplir l'appareil avec de l'eau ammoniacale (ammoniaque, 1; eau, 3). Le bouchon de verre B est ensuite retiré avec précaution et l'instrument fixé, au moyen d'un bouchon de liège, sur un flacon ordinaire. Le liquide filtre goutte à goutte et le précipité de phosphate ammoniaco-magnésien se rassemble dans la partie étroite de l'appareil. Une fois le liquide complètement écoulé, on lit le nombre de divisions occupées par le précipité. Ce chiffre donne directement la quantité d'acide phosphorique ($P^2 O^6$) contenu dans un litre d'urine. Un centimètre cube de précipité équivaut à 1.4 °/₀₀ d'acide phosphorique. On obtient ainsi la quantité totale d'acide phosphorique.

Phosphates terreux. — Pour avoir celle qui est unie aux phosphates terreux, il faut procéder de la façon suivante : on mesure exactement 25 centimètres cubes d'urine, qu'on traite par quinze ou vingt gouttes d'ammoniaque liquide, dans le but d'éloigner les phosphates de chaux et de magnésie; on agite et on laisse reposer quelques minutes. L'appareil est disposé comme il est dit plus haut, c'est-à-dire qu'on introduit le réactif phosphatique jusqu'à la lettre R. L'urine précipitée par l'ammoniaque est alors filtrée directement dans l'instrument;

le filtre est ensuite lavé avec un peu d'eau ammoniacale et les liquides sont mélangés.

Le bouchon B est enlevé et l'urine s'écoule.

Ce précipité est composé uniquement de phosphates alcalins; la différence entre les deux précipités indique quelle était la proportion d'acide phosphorique uni à la chaux et à la magnésie (phosphates terreux).

MÉTHODE VOLUMÉTRIQUE

Procédé de Neubauer. — Cette méthode est basée sur le fait que les phosphates, en dissolution dans un liquide acidifié par l'acide acétique, sont complètement précipités par l'acétate d'urane, sous forme de phosphate d'urane.

On se rend compte de la fin de la réaction au moyen du ferrocyanure de potasse, qui donne avec les sels d'urane un beau précipité brun rouge.

Préparation des réactifs. — 1° *Solution de ferrocyanure de potasse au* 1/20.

2° *Solution d'acétate de soude*, d'après la formule suivante : acétate de soude, 10; acide acétique concentré, 5 ; Eau distillée 100.

3° *Solution de phosphate de soude* contenant une proportion de 0,2 d'acide phosphorique ($P^2 O^5$) par 100 centimètres cubes. Pour la préparer, il faut d'abord recristalliser le phosphate de soude du commerce, qui est toujours un peu effleuri; dans ce but, on prépare une solution de ce sel, saturée à chaud, et on la laisse cristalliser par refroidissement. Les cristaux sont séchés dans un entonnoir, après quoi on choisit les mieux formés et on les pulvérise. Cette poudre est séchée à plusieurs reprises entre des feuilles de papier buvard, puis on en pèse 10,085 grammes, qu'on dissout dans 1,000 centimètres cubes d'eau. La solution est prête pour fixer le titre de la solution suivante.

4° *Solution d'acétate d'urane*, dont 1 centimètre cube indique 0,005 d'acide phosphorique ($P^2 O^5$). — Dissoudre à une douce chaleur environ 20 grammes d'oxyde d'urane dans une quantité suffisante d'acide acétique glacial; lorsque la dissolution est complète, on la dilue avec environ 600 centimètres cubes d'eau. Pour fixer le titre de cette solution, on prend 50 centimètres cubes de la liqueur de phosphate de soude (n° 3), à laquelle on ajoute 5 centimètres cubes de la solution d'acétate de soude (n° 2). Ce liquide, placé dans un petit ballon, est chauffé au bain-marie; on fait alors arriver, au moyen d'une burette, la solution d'urane, qu'on ajoute par petite quantité. D'un autre côté, on dispose, sur une assiette de porcelaine, une rangée de gouttes de la solution de ferrocyanure de potasse (n° 1).

De temps en temps, lorsqu'on suppose que tout l'acide phosphorique est précipité, on prend une goutte de liquide contenu dans le ballon et on la met en contact avec une goutte de ferrocyanure. Aussi longtemps qu'il ne se produit pas de coloration, la réaction n'est pas terminée; mais sitôt qu'il y a la plus petite quantité d'urane en excès, il se forme, au point de contact des deux gouttes, un superbe précipité brun-rouge. Une fois qu'on connait, approximativement, la quantité d'urane nécessaire, on fait une ou plusieurs opérations nouvelles, afin de saisir, le plus exactement possible, le moment où tout l'acide phosphorique est précipité; on peut aussi prendre une moyenne entre ces différents dosages. Le nombre de centimètres cubes employés contiendra donc la quantité exacte d'acétate d'urane capable de précipiter 0,1 d'acide phosphorique. Il nous sera facile de calculer de combien d'eau on doit étendre ce liquide, pour que chaque centimètre cube corresponde à 0,005 de $P^2 O^5$. Supposons, par exemple, que nous ayons employé 10 c. c. 4 de solution d'urane; nous devons diluer ce nombre de centimètres cubes jusqu'à 20 centimètres cubes, soit 92^{cc},3 d'eau pour chaque 100 centimètres cubes de la solution; ou bien encore, si la quantité totale de solution restante est de 530 centimètres cubes nous lui ajouterons 480 centimètres cubes d'eau; ainsi nous aurons une liqueur titrée d'acétate d'urane, dont chaque centimètre cube correspond à 0,005 d'acide phosphorique ($P^2 O^5$).

Titration directe dans l'urine. — On filtre l'urine, après l'avoir légèrement acidifiée par l'acide acétique, de manière à redissoudre les phosphates qui auraient pu se précipiter. On en mesure dans un ballon exactement 50 centimètres cubes, auxquels on ajoute 5 centimètres cubes de la solution d'acétate de soude (n° 2). Le mélange est chauffé au bain-marie et la solution d'urane introduite avec précaution; de temps en temps, on met en contact une goutte de liquide avec une goutte de solution de ferrocyanure de potasse (n° 1); comme il est dit plus haut, l'apparition d'un léger précipité rosé indique la fin de l'opération.

Lorsqu'on veut faire une titration rapide, on introduit la solution d'urane par 5 centimètres cubes à la fois, on agite et on fait l'épreuve de la touche après chaque quantité de 5 centimètres cubes ajoutés. Il arrive un moment où le précipité rouge-brun se manifeste d'une manière très intense, indiquant ainsi qu'on a employé un excès d'urane. On ajoute alors au liquide 5 ou 10 centimètres cubes d'urine nouvelle, et on continue la titration, en introduisant la solution d'urane par 1/2 centimètre cube à la fois.

Exemple. — Nous avons introduit rapidement, en trois fois, 15 centimètres cubes d'urane; la touche au ferrocyanure nous avertit que nous avons dépassé le point de saturation; nous ajoutons alors dans le ballon 10 centimètres cubes d'urine et nous continuons la titration; il faut ajouter une nouvelle quantité de $4^{cc},5$ d'urane, jusqu'à l'apparition de la réaction finale. Nous avons donc employé $19^{cc},5$ d'urane pour 60 centimètres cubes d'urine.

1 centimètre cube de solution normale d'urane indiquant 0,005 de P^2O^5, 19cc,5 indiqueront 0,0975 ou 0,1625 pour 100.

Pour traduire approximativement cette quantité de P^2O^5 en phosphates, il suffit de doubler ce chiffre.

Comme méthode plus exacte, quelques auteurs conseillent de précipiter les phosphates par la mixture magnésienne, de redissoudre ce précipité dans l'acide acétique et de titrer les phosphates dans cette dissolution ramenée à 50 centimètres cubes. De nombreuses titrations comparatives m'ont démontré que la titration directe dans l'urine est tout aussi exacte et que les résultats de l'une et de l'autre méthode sont identiques.

Pour chercher la relation qui existe entre les phosphates alcalins et les phosphates terreux, il faut préalablement précipiter les phosphates terreux de l'urine par 1 ou 2 centimètres cubes d'ammoniaque liquide et filtrer. Le liquide filtré ne contiendra plus que les phosphates alcalins, qui seront titrés comme il est dit plus haut; la différence entre les deux titrations nous donnera la quantité des phosphates terreux.

Lorsque l'urine contient de l'albumine, il faut l'éliminer par l'ébullition, après adjonction de quelques gouttes d'acide acétique. Le sucre ne gêne en rien la titration des phosphates par l'urane.

Physiologie et pathologie. — Un homme sain et travaillant normalement élimine en moyenne 2 ou 3 grammes d'acide phosphorique (P^2O^5) dans les vingt-quatre heures; cette quantité peut varier suivant le genre de nourriture. Ainsi en consommant surtout de la viande, des céréales et des légumineuses, les phosphates augmentent et, avec eux, le degré d'acidité de l'urine. Cependant l'élimination de l'acide phosphorique n'est pas uniquement sous la dépendance de la nutrition; elle est encore augmentée ou diminuée, comme nous le verons plus loin, suivant les métamorphoses subies par la substance nerveuse centrale, qui contient une combinaison très riche en phosphore : la lécithine. Cet acide phosphorique s'élimine sous forme :

1° De phosphates alcalins ;

2° De phosphates terreux.

Les *phosphates alcalins* sont les phosphates de soude, de potasse et d'ammoniaque; ils forment les 2/3 des phosphates totaux, et le phosphate de soude y prédomine; c'est surtout à lui qu'est due l'acidité de l'urine.

Les *phosphates terreux* comprennent les phosphates de chaux, de magnésie; ils forment le 1/3 de la masse totale; à l'état normal, il y a 2 parties de phosphate de magnésie pour 1 partie de phosphate de chaux.

La relation qui existe entre les phosphates alcalins et les phosphates terreux a une certaine importance, car nous la voyons changer, dans quelques maladies nerveuses, sans qu'il soit possible, pour le moment, de formuler une règle précise. On pourrait croire que l'élimination des phosphates alcalins est surtout influencée par le travail de la digestion, tandis que celle des phosphates terreux serait plutôt sous la dépendance de l'usure de la substance nerveuse.

J'ai pu observer un grand nombre de faits confirmant cette manière de voir; mais, je le répète, on ne peut pas encore l'admettre d'une façon absolue et définitive. Il y a, dans ce domaine, toute une série de recherches à faire, avant d'arriver à résoudre ce probléme. Je me contenterai de signaler un certain nombre de cas d'hystérie et de neurasthénie où j'ai vu constamment prédominer les phosphates terreux, représentant souvent les 2/3 des phosphates totaux. Dans les cas favorables, et à mesure que l'état des malades s'améliorait, la relation entre les phosphates alcalins et les phosphates terreux redevenait normale. D'une manière générale, on peut dire que, pendant la période d'excitation cérébrale, les phosphates sont plutôt diminués, tandis qu'ils augmentent fortement dans la période de dépression, comme si l'organisme cherchait à se débarrasser rapidement de matériaux usés et inutiles.

Augmentation. — On a appelé *phosphaturie* cette élimination trop abondante de phosphates, et on a voulu en faire une affection spéciale, qu'on comparait au diabète. Les causes produisant l'augmentation des phosphates sont encore trop peu connues et trop diverses pour qu'on puisse admettre définitivement cette manière de voir.

Il faut remarquer qu'une quantité normale de 3 grammes d'acide phosphorique, éliminée en vingt-quatre heures par un homme jeune et robuste, peut, chez un individu malade et affaibli, être considérée comme anormale; ce n'est donc pas la quantité absolue d'acide phosphorique éliminé qui doit nous faire dire qu'un sujet est phosphaturique, mais bien la relation qui existe entre cette élimination et celle des autres substances fixes de l'urine. D'une manière générale, on peut admettre que la proportion de l'acide phosphorique éliminé est la dixième partie de la quantité d'urée et la cinquième de la quantité du chlorure de sodium.

Dans nos hôpitaux, la proportion des phosphates éliminés en vingt-quatre heures est bien en dessous de la quantité moyenne indiquée plus haut. On pourra cependant conclure à une déperdition exagérée de phosphates lorsque, chez un individu, on verra l'urée et les chlorures être fortement diminués, tandis que l'acide phosphorique continuera à être éliminé par quantité de 2 grammes dans les vingt-quatre heures.

Méningite. — Dans la méningite, les phosphates sont augmentés; leur dosage donnera d'utiles renseignements lorsqu'il faudra faire un diagnostic différentiel de cette maladie et de la fièvre typhoïde; dans cette dernière affection, l'élimination de l'acide phosphorique est, au contraire, très diminuée.

Ostéomalacie. — Nous trouvons encore une augmentation avec prédominance des phosphates terreux dans l'ostéomalacie; le même phénomène se rencontre fréquemment au début de la tuberculose pulmonaire.

Diabète. — Dans le diabète sucré, il peut y avoir une déperdition exagérée de phosphates, à cause de la grande quantité d'urine éliminée.

Diminution. — *Atrophie jaune aiguë du foie.* — Dans l'atrophie jaune aiguë du foie, les phosphates peuvent manquer complètement.

Il y a encore diminution dans toutes les maladies chroniques où les processus vitaux sont ralentis.

Dans ces cas, la proportion varie suivant l'état de nutrition de l'individu. On peut ajouter que l'élimination suit assez exactement celle du chlorure de sodium.

Néphrite, goutte. — Une forte diminution s'observe encore dans la néphrite aiguë ou chronique et dans la goutte.

SULFATES

Les sulfates se retrouvent dans l'urine, sous deux formes différentes :

1° *Sulfates ordinaires ou préformés* (Ca.Mg.Na.K.);

2° *Éthers sulfoconjugués de la série aromatique* (sulfates conjugués, sulfophénique, sulfoindoxylique, scatoxylsulfurique, etc.). Nous reviendrons sur ces composés en parlant des éléments anormaux de l'urine.

Recherche qualitative. — On prend 10 à 15 centimètres cubes d'urine qu'on acidifie avec de l'acide acétique pour empêcher la précipitation des phosphates; puis on ajoute un excès de solution de chlorure de baryum au 1/10. Il se produit un précipité de sulfate de baryte, provenant de la double décomposition des sulfates préformés. Le liquide est ensuite chauffé légèrement, pour faciliter l'agglomération du précipité, puis filtré plusieurs fois, jusqu'à ce qu'il passe absolument clair; on le mélange alors avec quinze ou vingt gouttes d'acide chlorhydrique concentré et l'on fait bouillir ce liquide pendant un certain temps.

Sous l'influence de l'acide chlorhydrique, les éthers sulfoconjugués sont décomposés, et il se produit une nouvelle quantité de sulfate de baryte. On peut ainsi se rendre compte, d'une manière approximative, d'après l'abondance des précipités, de la prédominance de l'une ou de l'autre combinaison.

Recherche quantitative. — *Par pesée.* — La méthode par pesée de Baumann est la plus simple. Les procédés volumétriques sont plus longs et moins exacts.

On prend 50 centimètres cubes d'urine, qu'on acidifie fortement par l'acide acétique; après l'avoir diluée avec une quantité égale d'eau, on ajoute un petit excès de solution de chlorure de baryum ; on chauffe au bain-marie, pendant environ une demi-heure ou trois quarts d'heure, jusqu'à ce que le précipité se soit bien déposé. Ce précipité est alors recueilli sur un petit filtre, lavé premièrement à l'eau bouillante, puis avec un peu d'acide chlorhydriqne dilué et chaud, et de nouveau avec de l'eau, jusqu'à ce qu'il n'y ait plus de réaction acide. On introduit le filtre et le précipité dans un creuset et on calcine. Après le refroidissement, il est bon de reprendre la masse par quelques gouttes d'acide sulfurique dilué, puis de chauffer au rouge; on aura ainsi retransformé en sulfates les sulfures qui se sont formés. On laisse refroidir et on pèse : 1 gramme de sulfate de baryte équivaut à 0 gr. 3433 d'anhydride sulfurique (SO^3) ou à 0 gr. 42 d'acide sulfurique ($H^2 SO^4$).

Il reste à doser le soufre combiné aux éthers sulfoconjugués . Pour cela, on réunit le liquide filtré et les eaux de lavage, on mélange à ce liquide le huitième environ de son volume d'acide chlorhydrique concentré et on chauffe jusqu'à ce que le liquide prenne une coloration brune et qu'il se dégage une odeur aromatique. Il se forme un précipité brunâtre, qui est une nouvelle quantité de sulfate de baryte coloré par des substances organiques résineuses

Ce précipité est recueilli et lavé à l'eau bouillante, puis à l'alcool ; ensuite on le calcine, comme il est indiqué plus haut et on le pèse. Par ces deux opérations, nous aurons donc la quantité du soufre allié aux sulfates préformés et celle combinée aux éthers sulfoconjugués.

Physiologie et pathologie. — A l'état normal et avec une nourriture mixte, l'homme élimine environ 2 grammes d'acide sulfurique (SO^3) dans les vingt-quatre heures. Comme nous l'avons dit plus haut, les neuf dixièmes de cet acide sulfurique (allié surtout à la soude et à la potasse) forment des sulfates simples; l'autre dixième est combiné à des substances de la série aromatique provenant de la décomposition des albumines dans l'intestin, telles que : l'indol, le phénol, le scatol, etc.

Ces corps sont plus ou moins toxiques ; mais, une fois transformés en éthers sulfoconjugués, ils deviennent complètement inoffensifs et plus facilement éliminables. Il est très probable que cette synthèse se fait dans le foie (voir p. 97).

La proportion de ces combinaisons sulfoconjuguées augmente beaucoup avec une nourriture purement carnée, tandis qu'on peut les voir disparaître presque complètement en suivant un régime exclusivement végétal.

Après l'introduction dans l'organisme de certains médicaments, tels que : le phénol, la créosote, le thymol, la résorcine, le guayacol, etc., les éthers sulfoconjugués augmentent, tandis que les sulfates préformés diminuent. Ces derniers manquent complètement dans l'empoisonnement par l'acide phénique. Tout l'acide sulfurique est alors éliminé sous forme d'éther sulfoconjugué, et c'est pour cette raison que, dans les intoxications produites par ces substances, il est urgent d'administrer des sulfates alcalins.

La constatation de la plus ou moins grande abondance de ces combinaisons sulfoconjuguées dans l'urine sera d'une grande importance lorsqu'on voudra se renseigner sur la manière dont fonctionne l'intestin, soit au point de vue digestif, soit au point de vue mécanique. Chaque fois que les processus digestifs de la digestion intestinale sont entravés, nous voyons l'albumine entrer en décomposition, et fournir les corps cités plus haut; il en est de même lorsqu'un obstacle quelconque s'oppose au libre parcours des matières dans l'intestin (coprostase, volvulus, occlusion intestinale, etc.). Nous pouvons donc admettre que toute perturbation dans la digestion intestinale est suivie d'une élimination plus abondante des éthers sulfoconjugués ; en outre, chaque fois que des substances albuminoïdes entrent en décomposition, dans n'importe quelle autre partie du corps (collections purulentes ou putrides), la nature se débarrasse des produits de décomposition par la voie rénale et sous forme d'éthers sulfoconjugués. La sueur elle-même se charge en partie de ce travail, et nous voyons qu'elle peut, à un moment donné, contenir une assez forte proportion de ces combinaisons, à côté de sulfates préformés.

CARBONATES

La recherche des carbonates dans l'urine n'a pas une grande importance au point de vue clinique.

Chez l'individu sain, prenant une nourriture mixte, les carbonates sont éliminés en très petite quantité par la voie rénale; mais ils peuvent augmenter lorsque l'individu est soumis à un régime exclusivement végétal ou à une cure d'eau minérale alcaline.

Il peut arriver quelquefois qu'on observe dans les sédiments des carbonates sous forme de granulations.

Pour les reconnaître, il suffit d'ajouter sous le verrelet une goutte d'acide acétique (ou de n'importe quel autre acide) qui provoquera un dégagement d'acide carbonique, dont les bulles rempliront le champ du microscope.

ÉLÉMENTS ANORMAUX DE L'URINE

SUCRE

Lorsqu'une urine présente une coloration très pâle, légèrement verdâtre, et que son poids spécifique dépasse 1,020, elle contient presque toujours du sucre.

Avant de rechercher le sucre au moyen des réactifs, il faut s'assurer si l'urine ne contient pas de l'albumine (voir p. 69), auquel cas on procéderait à son élimination de la manière suivante.

On mélange parties égales d'urine et de la solution suivante : sulfate de soude, 50 grammes ; acide acétique glacial, 10 grammes ; eau distillée, 150 centimètres cubes. On porte à l'ébullition et on filtre. Le liquide filtré est neutralisé avec quelques gouttes de solution de soude ou de potasse caustique ; il est alors prêt pour l'analyse.

Lorsqu'on voudra faire une titration de sucre dans une telle urine, les quantités devront être exactement mesurées. On prend, par exemple, 20 centimètres cubes d'urine et 15 centimètres cubes de la solution de sulfate de soude ; après avoir fait bouillir, on filtre, on neutralise par la potasse ou la soude et on étend le liquide jusqu'à 40 centimètres cubes. Nous tiendrons compte de cette dilution dans les calculs subséquents.

Il faut encore remarquer que l'urine albumineuse sucrée se décompose très rapidement ; il suffit de quelques heures, en été, pour amener une notable diminution du sucre, en même temps qu'il se forme des peptones qui gêneront la réaction de Fehling.

On doit donc analyser de telles urines aussi fraîches que possible.

Recherche qualitative. — *Préparation de la liqueur de Fehling ou de Barreswill.* — Nous donnerons d'emblée la formule de la liqueur cupropotassique qui nous servira pour faire la recherche quantitative du sucre.

Lorsqu'on voudra préparer ce réactif simplement pour la recherche qualitative, on se contentera de peser ces quantités avec une balance ordinaire, en négligeant les fractions.

Solution n° 1 :

Sulfate de cuivre cristallisé pur............ 34,64 grammes.
Eau distillée, quantité suffisante pour faire 500 c. c. de solution.

Solution n° 2 :

Potasse caustique fondue : } 65 grammes.
Soude caustique fondue, de chacune }

Faire dissoudre dans 200 centimètres cubes environ d'eau distillée, puis ajouter peu à peu :

Acide tartrique cristallisé.................... 63 grammes.
Eau distillée, quantité suffisante pour faire 500 c.c. de solution.

Ces deux solutions seront conservées dans des flacons séparés et, autant que possible, à l'abri de la lumière. Modifiée de cette façon, la liqueur cupropotassique peut être gardée pendant des années, sans subir d'altérations et sans perdre de ses propriétés.

Principe de la méthode. — En mélangeant parties égales de ces deux solutions, nous obtenons un liquide contenant une certaine quantité d'oxyde de cuivre, à l'état de dissolution dans un milieu alcalin. Dans ces conditions, la glucose ou sucre de raisin a pour propriété de réduire cet oxyde de cuivre à l'état d'oxydule, qui se déposera alors sous forme d'un précipité très ténu, rouge vif. Il faut 5 grammes de glucose pour réduire 34,64 de sulfate de cuivre; donc, un mélange de 5 centimètres cubes de la solution n° 1 et 5 centimètres cubes de la solution n° 2 correspondent à 0, 05 de glucose.

Manière d'opérer. — Pour procéder à la recherche qualitative, on mélange dans une éprouvette huit à dix gouttes de la solution n° 1 et la même quantité de la solution n°2; on ajoute de l'eau distillée, de manière à remplir à demi l'éprouvette ; puis on introduit avec précaution une ou deux gouttes d'urine et l'on chauffe doucement, jusqu'à commencement d'ébullition. Si l'urine contient plus de 2 0/0 de sucre, la réaction se produit rapidement et il se dépose, au bout de quelques minutes, un précipité rouge vif d'oxyde hydraté de cuivre, qui vient tapisser le fond de l'éprouvette, tandis que le liquide qui surnage reste bleu et limpide. Si, à cause de la faible proportion de sucre contenue dans l'urine, la réaction attendue ne se produit pas, on continue à ajouter l'urine par deux ou trois gouttes à la fois, en allant jusqu'à dix gouttes et en maintenant la température du mélange près de l'ébullition. On abandonne ensuite le liquide au repos pendant quelques heures (huit ou dix heures), après quoi on examine le fond de l'éprouvette, qui sera tapissé par le précipité rouge, si l'urine contenait du sucre.

Sensibilité de cette réaction. — Des essais très nombreux et très méticuleux nous ont prouvé qu'il suffisait d'une goutte d'urine contenant 1 0/0 de sucre pour produire très nettement cette réaction. Dans ce cas, l'oxyde de cuivre se présente dans le fond de l'éprouvette sous la forme d'un enduit rouge vif ou d'un petit précipité rouge, compact, de la grosseur d'une tête d'épingle. On voit par là qu'en ajoutant dix gouttes d'urine, nous pouvons constater la présence du sucre jusque dans la proportion de 1 0/00, ce qui est bien suffisant pour les recherches cliniques. Pour bien démontrer la sensibilité du réactif appliqué de cette manière, j'ajouterai qu'il suffit de 0,0005 de glucose pour produire la réaction. Cette dernière est encore plus sensible lorsqu'on emploie une solution de glucose dans l'eau distillée; alors, la réaction est très évidente avec 0,00015 de glucose.

Avantages de ce procédé. — Si, en se servant des nombreuses réactions citées dans les manuels, il est presque toujours assez facile de retrouver le sucre, même en petite quantité, dans une urine, il est quelquefois très difficile, pour les commençants, de se prononcer d'une manière catégorique sur son absence complète.

Ainsi, en chauffant, il peut se produire des précipités plus ou moins colorés, vert sale, bruns, etc., ou bien encore le liquide change d'aspect et de coloration, si bien que l'expérimentateur novice ne peut tirer aucune conclusion de ses recherches.

En suivant *exactement* la méthode décrite plus haut, le doute n'est plus possible; la réaction est si caractéristique et si sûre qu'elle ne peut donner lieu à aucune équivoque.

Substances réductrices. — On trouve, dans les ouvrages spéciaux, une longue liste de substances réductrices qui peuvent se rencontrer dans l'urine normale et qui ont pour propriété de réduire la liqueur cupropotassique; telles sont: la créatinine, l'acide urique, l'indican, la pyrocatéchine, ou bien encore d'autres combinaisons apparaissant dans l'urine après l'emploi du chloroforme, du chloral, de la glycérine, du camphre, de l'essence de térébenthine, du benzoate de soude, du copahu, etc. En suivant la méthode que nous venons de décrire, on se met à l'abri de toutes ces surprises, parce que la quantité d'urine employée pour la réaction ne contiendra jamais ces corps réducteurs en quantité suffisante pour produire la réaction du sucre. Nous avons fait un nombre considérable de recherches comparatives, avec ces différentes urines, et nous avons trouvé que, lorsqu'on employait la méthode ordinaire, c'est-à-dire celle qui consiste à ajouter la liqueur cupropotassique directement dans l'urine, très souvent il y avait précipitation d'oxydule de cuivre. Cette réduction était quelquefois très forte lorsque l'urine contenait de l'indican ou de la pyrocatéchine (ces urines ont, en général, une coloration brune, plus ou moins foncée, qui empêchera de les confondre avec une urine de diabétique). Les mêmes urines, traitées par notre procédé, ne décomposaient pas le réactif.

Nous avons déjà dit qu'en employant cette méthode, on peut découvrir le sucre dans l'urine, même si cette dernière n'en contient que 1 gramme par litre.

Il est bien rare qu'on ait à constater des quantités si minimes; même au commencement de la maladie, l'urine diabétique en contient davantage, et si, quelquefois, on se trouve en présence d'un sujet ayant tous les symptômes du diabète et dont l'urine ne présente pas trace de sucre, il faut mettre le malade, pendant un jour, à un régime fortement féculent (pommes de terre). On voit alors très souvent le glucose apparaître en quantité notable dès le lendemain et persister les jours suivants.

Je ne saurais assez recommander la plus grande propreté dans toutes ces manipulations; il suffit quelquefois d'une éprouvette sale pour amener la précipitation d'oxyde de cuivre.

Autres réactions. — Quant aux autres réactions, tout en les trouvant superflues, nous en passerons cependant quelques-unes en revue.

Nous le répétons encore : toutes sont également bonnes quand l'urine contient 3 ou 4 0/0 de sucre; mais elles ne sont plus aussi caractéristiques, lorsque la quantité de sucre est très petite; quelquefois même, malgré l'absence de la glucose, le liquide subit, pendant l'expérience, des changements de couleur, se rapprochant un peu des colorations qu'on obtient en présence du sucre. Cette dernière remarque s'applique surtout aux réactions colorées de Molisch, de Johnson et Thierry.

Réaction de Moore-Heller. — On fait bouillir l'urine avec un peu de solution de potasse caustique à 1/10. En présence du sucre, il se produit une coloration brune, dont l'intensité varie suivant la proportion de sucre.

Réaction de Bottger, modifiée par Nylander. — Dissoudre 4 grammes de sel de seignette et 10 grammes de potasse caustique dans 100 centimètres cubes d'eau distillée; puis, sous l'influence de la chaleur, ajouter à ce liquide autant de sous-nitrate de bismuth qu'il peut en dissoudre (environ 2 grammes), laisser refroidir et décanter. C'est le liquide de Nylander, qu'on emploiera dans la proportion de 1 partie pour 10 parties d'urine.

Ce mélange est chauffé légèrement, et, lorsque l'urine contient du sucre, il devient noir. Ce procédé expose à des erreurs; ainsi l'albumine peut donner un précipité noir de sulfure de bismuth; d'un autre côté, certains principes, qui passent dans l'urine après l'emploi de la rhubarbe, peuvent aussi donner une coloration brunâtre.

Réaction de Mülder. — Mélanger parties égales d'urine et d'une solution à 10 0/0 de carbonate de soude, puis ajouter quelques gouttes d'une solution d'indigo. Si l'urine contient une certaine proportion de sucre, la coloration bleue disparaît en chauffant, pour paraître à nouveau lorsqu'on agite le liquide refroidi.

Réaction de Johnson et Thierry. — Ajouter à l'urine quelques gouttes d'une solution d'acide picrique, puis un peu de potasse caustique; la présence du sucre donne lieu à une belle coloration rouge.

Réaction de Molisch. — Mélanger dix gouttes d'urine diluée cinquante fois avec deux gouttes d'une solution alcoolique d'α naphtol à 15 ou 20 0/0; puis ajouter avec précaution 3 ou 4 centimètres cubes d'acide sulfurique concentré. Si l'urine renferme du sucre, il se produit immédiatement une belle coloration violet foncé et, en ajoutant de l'eau, il se forme un précipité bleu-violet. Si, au lieu d'α naphtol, on emploie une solution alcoolique de thymol au même titre, la coloration est rouge-carmin.

Ces deux belles réactions, basées sur la production d'une certaine quantité de furfurol, sont communes à tous les hydrates de carbone, que pourrait contenir l'urine (amidon, dextrine, glycogène, etc.), de même qu'aux albumines, aux peptones, à la mucine, etc.

Ces réactions ne peuvent donc pas servir aux recherches cliniques.

Par la phénylhydrazine. — Cette méthode a été préconisée par E. Fischer. On introduit dans une éprouvette deux pointes de couteau de chlorhydrate de phénylhydrazine et trois pointes de couteau d'acétate de soude; on remplit avec de l'eau le tube à réaction jusqu'à la moitié et on chauffe pour faire dissoudre. Cela fait, ajouter le même volume d'urine et chauffer le tout au bain-marie pendant quinze à vingt minutes. Après refroidissement, il se dépose un précipité jaune cristallin, composé de fines aiguilles jaunes, disposées en rayon (phénylglucosazone).

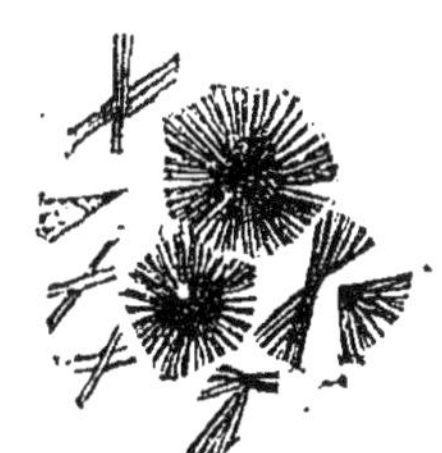

Fig. 12. — Phénylglucosazone.

Pour donner de bons résultats, cette méthode demande beaucoup de soin et de temps; elle ne peut donc pas être employée facilement dans les recherches courantes; néanmoins, elle peut rendre de bons services lorsqu'il s'agit de s'assurer si la réduction de la liqueur cupropotassique est bien due à la présence du glucose. Dans ces cas, il faudra concentrer le liquide par l'évaporation, avant de le soumettre à l'expérience.

Recherche quantitative. — *Méthode rapide approximative.* — Cette méthode, basée sur la décoloration de la liqueur cupropotassique, a été décrite par Duhomme. Nous l'avons modifiée de manière à la rendre plus exacte.

Le dosage du sucre, par ce procédé, ne demande que quelques minutes et n'exige qu'une instrumentation très simple. Elle comprend:

1° un petit ballon à long col, de la contenance de 20 centimètres cubes environ ;

2° Une pipette graduée de 2 centimètres cubes ;

3° Une mesure de 10 centimètres cubes.

Tableau n° 1, pour l'urine non diluée.

GOUTTES	0/0 SUCRE	GOUTTES	0/0 SUCRE	GOUTTES	0/0 SUCRE	GOUTTES	0/0 SUCRE	GOUTTES	0/0 SUCRE	GOUTTES	0/0 SUCRE	GOUTTES	0/0 SUCRE
1	20	11	1.8	21	0.95	31	0.61	41	0.48	51	0.39	65	0.3
2	10	12	1.6	22	0.90	32	0.62	42	0.47	52	0.38	70	0.28
3	6.6	13	1.5	23	0.86	33	0.6	43	0.46	53	0.37	75	0.26
4	5	14	1.4	24	0.82	34	0.58	44	0.45	54	0.37	80	0.25
5	4	15	1.3	25	0.8	35	0.57	45	0.44	55	0.36	85	0.23
6	3.3	16	1.2	26	0.76	36	0.55	46	0.43	56	0.35	90	0.22
7	2.8	17	1.15	27	0.74	37	0.54	47	0.42	57	0.35	95	0.21
8	2.5	18	1.1	28	0.71	38	0.52	48	0.41	58	0.34	100	0.2
9	2.2	19	1.05	29	0.68	39	0.50	49	0.4	59	0.33		
10	2	20	1	30	0.66	40	0.5	50	0.4	60	0.3		

Manière de procéder. — On place dans le ballon 1 centimètre cube de la solution n° 1 et 1 centimètre cube de la solution n° 2 (correspondant à 0,01 de sucre) ; on remplit avec de l'eau jusqu'aux trois quarts ; on chauffe à l'ébullition, puis, toujours au moyen de la pipette, on introduit l'urine avec précaution et par deux gouttes à la fois. La température est maintenue près de l'ébullition (une petite lampe à alcool est très commode pour cela). Après chaque adjonction d'urine, on laisse se déposer le préci-

le liquide bleu se décolore de plus en plus. Il arrive un moment où cette coloration est près de disparaître ; à cet instant, l'urine n'est plus introduite que par quantité d'une goutte. Le précipité se dépose plus facilement lorsque l'opération touche à sa fin. La réaction est terminée quand le liquide est complètement décoloré et limpide.

Il faut avoir soin de déposer le petit ballon sur un papier blanc et d'observer, par transparence, la disparition progressive de la couleur bleue, ce qu'on peut faire avec beaucoup de précision.

Pendant l'opération, on aura soigneusement noté le nombre de gouttes employées; il ne reste plus alors qu'à consulter le tableau ci-dessus (tabl. n° 1), qui indique en pour cent, la quantité de sucre correspondant au nombre des gouttes employées pour cette analyse.

Ce tableau nous montre que la méthode n'est qu'approximative ; plus le liquide contient de sucre, plus grande est aussi l'erreur; cette dernière devient assez

Tableau n° 2 pour la dilution de l'urine.

GOUTTES	0/0 DE SUCRE dans l'urine	DILUER
2	10	20 fois
4	5	10 »
6	3.3	10 »
8	2.5	5 »
10	2	5 »
15	1.3	5 »

insignifiante, au point de vue clinique, aussitôt que l'urine contient 2 0/0 de sucre.

Méthode plus exacte. — Quand l'urine contient plus

pité, qui, de jaune, devient peu à peu rouge, tandis que de 2 0/0 de sucre, nous pouvons rendre la méthode plus exacte en diluant le liquide et en nous basant sur l'essai approximatif que nous venons de faire. Par exemple, s'il a fallu deux gouttes pour décolorer le liquide, le tableau nous montre que cette urine contient environ 10 0/0 de sucre; nous pourrons, dans ce cas, la diluer vingt fois, et nous continuerons à faire ces dilutions d'après le tableau ci-dessus (tabl. n° 2).

L'urine, une fois diluée, on recommence la titration avec la liqueur cupropotassique, comme il est dit plus haut, mais on peut procéder plus rapidement puisqu'on

Tableau n° 3 de l'urine diluée cinq fois.

GOUTTES	0/0 SUCRE	GOUTTES	0/0 SUCRE	GOUTTES	0/0 SUCRE	GOUTTES	0/0 SUCRE	GOUTTES	0/0 SUCRE	GOUTTES	0/0 SUCRE	GOUTTES	0/0 SUCRE
5	20	20	5	31	3.22	42	2.38	53	1.88	64	1.56	75	1.33
10	10	21	4.78	32	3.12	43	2.32	54	1.85	65	1.53	76	1.31
11	9.99	22	4.54	33	3.02	44	2.27	55	1.81	66	1.51	77	1.29
12	8.33	23	4.34	34	2.9	45	2.22	56	1.78	67	1·49	78	1.28
13	7.69	24	4.12	35	2.85	46	2.17	57	1.75	68	1.47	79	1.26
14	7.14	25	4	36	2.77	47	2·12	58	1.72	69	1.44	80	1.25
15	6.66	26	3.84	37	2.70	48	2.08	59	1.69	70	1.42	85	1.17
16	6.25	27	3.70	38	2.63	49	2.04	60	1.66	71	1.41	90	1 11
17	5.77	28	3.57	39	2.56	50	2	61	1.63	72	1.39	95	1.05
18	5.55	29	3.44	40	2.5	51	1.96	62	1.61	73	1.36	100	1
19	5.26	30	3.33	41	2.43	52	1.92	63	1.58	74	1.35		

connaît la quantité approximative de sucre contenue dans cette urine.

Le tableau ci-dessus (tabl. n° 3), indique, en pour cent, la quantité de sucre correspondant au nombre de gouttes employées lorsque l'urine a été diluée cinq fois ; si elle a été diluée vingt fois, on multiplie ce résultat par 4, et par 2 si elle a été diluée dix fois.

Exemple. — Dans le premier essai, il a fallu cinq gouttes d'urine pour décolorer complètement le liquide ; nous avons donc une proportion approximative de 4 0/0 de sucre. Nous introduisons alors, dans la mesure de 10 centimètres cubes, 1 centimètre cube d'urine et 9 centimètres cubes d'eau ; après avoir agité le mélange, on l'introduit par dix gouttes, puis par cinq gouttes et enfin goutte après goutte jusqu'à décoloration complète.

Le liquide est complètement décoloré avec quarante-cinq gouttes ; nous consultons le tableau et nous trouvons 2,22 0/0 ; nous multiplions ce chiffre par 2 (puisque nous avons dilué l'urine dix fois), ce qui nous donne 4,44 0/0 de sucre.

Correction. — Tous ces calculs sont faits en admettant que vingt gouttes équivalent exactement à 1 centimètre cube, mais l'expérience a montré que cette moyenne peut changer suivant la température et la concentration du liquide ; cependant, cette variation est très faible (surtout avec les liquides dilués) ; elle est généralement comprise entre vingt et vingt-trois gouttes. Si l'on tient à des résultats aussi exacts que possible, on peut facilement corriger cette erreur de la façon suivante.

On prend dans la pipette 2 centimètres cubes du liquide à examiner, on le laisse s'écouler en comptant soigneusement les gouttes ; en divisant le nombre de celles-ci par 2, nous avons la quantité exacte des gouttes contenues dans 1 centimètre cube, et, s'il est au-dessus de 20, nous aurons à corriger les tables d'après la formule suivante, qui nous donnera la quantité de sucre pour un litre :

$$X = \frac{10 \times m}{n}$$

x = Quantité de sucre contenue dans un litre.

m = Nombre de gouttes qui correspond à 1 centimètre cube de cette urine.

n. = Nombre de gouttes employées pour décolorer le liquide.

Exemple. — Reprenons l'analyse ci-dessus, qui nous a donné 4,44 0/0 de sucre et faisons la rectification des gouttes. Nous trouvons qu'il faut vingt-une gouttes pour 1 centimètre cube et nous avons employé quarante-cinq gouttes d'urine diluée dix fois, nous dirons :

$$X = \frac{10 \times 21}{45} = 4,66$$

Ce chiffre, multiplié par 10, nous donne donc 46 gr. 60 de sucre par litre d'urine, accusant ainsi une différence d'environ 2 grammes sur l'expérience précédente.

Les résultats de cette méthode ainsi corrigée sont aussi exacts que ceux fournis par le procédé suivant, employé ordinairement dans les laboratoires, et que nous allons rapidement décrire.

Méthode ordinaire. — On introduit dans un ballon 5 centimètres cubes de solution n° 1 et 5 centimètres cubes de la solution n° 2 ; on dilue avec environ 30 centimètres cubes d'eau et on chauffe au bain-marie. D'un autre côté, l'urine à examiner est diluée avec dix fois son volume d'eau, et, au moyen d'une burette de Mohr, elle est introduite petit à petit dans la liqueur cupropotassique maintenue à 100°. Peu à peu, l'oxydule de cuivre se dépose et le liquide se décolore ; au moment où la coloration bleue est près de disparaître, on commence les essais à la touche. Pour cela, on place sur une plaque de porcelaine ou sur une assiette des gouttes d'une solution de ferrocyanure de potasse à 1 10 légèrement acidulée par l'acide acétique. On filtre, au travers d'un très petit filtre, une petite quantité du liquide et on en met une goutte en contact avec celles qui sont déjà sur l'assiette. La réaction est terminée lorsqu'au point de contact il ne se forme plus de précipité rouge-brun ; à ce moment, le liquide ne contient plus de cuivre non réduit à l'état d'oxydule.

Le calcul est très simple, puisque la quantité de liqueur cupropotassique introduite dans le ballon correspond à 0,05 de glucose. Supposons que, pour la réduire, il ait fallu 12 c. c. 5 de l'urine diluée, nous dirons 12,5 contiennent 0,05 de glucose ; 100 en contiendront x, soit 4 0/0 de sucre.

Polarisation. — Dans les recherches de physiologie, où les résultats doivent être aussi près de la vérité que possible, on ne se contente pas seulement de ce dernier procédé ; il faut encore le contrôler par la méthode de polarisation, au moyen des différents saccharimètres construits dans ce but. Si le principe reste le même, la construction de ces instruments varie beaucoup et leur description nous entraînerait trop loin.

Pour obtenir des résultats absolument précis, il faut examiner l'urine avant et après la fermentation.

Méthode de fermentation. — Je parlerai encore, pour finir, des procédés de fermentation, parce qu'ils ont été préconisés. Après de nombreux dosages, faits au moyen de ces méthodes, je suis arrivé à la conviction qu'il faut des soins beaucoup plus minutieux et plus longs pour obtenir un dosage du sucre aussi exact que celui fourni par les méthodes décrites plus haut.

Physiologie et pathologie.—Les hydrates de carbone (sucre, amidon, dextrine, etc.) introduits dans l'appareil digestif sont transformés en sucre, qui subit bientôt une modification encore peu connue, au point de vue de sa constitution chimique, et qu'on appelle le glycogène ; cette substance n'est probablement qu'un état polymérique du sucre et elle joue, dans l'organisme animal, le même rôle que l'amidon dans le règne végétal. Ce glycogène est surtout emmagasiné par le foie ; cependant on en retrouve encore une assez forte proportion dans les muscles. Un foie de 1,500 grammes en contient environ 150 grammes et les muscles à peu près le centième de leur poids. La quantité totale contenue dans l'organisme est de 300 à 400 grammes. Il est livré au fur et à mesure des besoins de l'organisme, auquel il fournit des matériaux, soit comme source de chaleur, soit pour le travail musculaire. Dans ce but, le glycogène est retransformé en sucre et le foie semble être encore le principal instrument de cette nouvelle transformation ; aussi est-ce dans ce dernier organe qu'il se conserve le plus longtemps, tandis qu'il disparaît plus ou moins rapidement des muscles par le travail ou le jeûne.

Le glycogène se porte surtout sur les muscles qui travaillent le plus ; mais c'est aussi dans ces muscles qu'il disparaît le plus vite ; ainsi le cœur, qui fournit un travail continuel, consomme beaucoup de glycogène, et cependant on n'en retrouve que des traces dans son tissu musculaire. Lorsque le glycogène entre dans la circulation, c'est toujours sous forme de glucose ; on n'a jamais, jusqu'à présent, retrouvé dans le sang du glycogène ou des hydrates de carbone colloïdes.

Les sucres et les féculents sont, comme nous l'avons déjà dit, la principale source du glycogène ; mais, à un moment donné, les albuminoïdes et les graisses peuvent aussi être transformés en cette même substance, sans qu'on puisse saisir les phénomènes chimiques qui président à cette transformation.

D'après Seegen, dans le sang normal comme dans les formes légères du diabète, on trouve de 0,159 à 0,194 0/0 de sucre, tandis que, dans les formes graves de la glycosurie, il y en a jusqu'à 0,314 et 0,48 0/0.

On a prétendu que l'urine normale contenait toujours une petite proportion de sucre, mais il est très probable ue les expérimentateurs ont été induits en erreur par certaines substances réductrices (gomme animale, humine)

mine qu'on obtient toujours lorsqu'on expérimente avec de grandes quantités d'urine; cependant, on n'a jamais, jusqu'à présent, pu retirer de ces urines le glucose pur.

Quant aux causes du diabète, deux grandes théories sont encore en présence:

1° La théorie de Claude Bernard, qui admet une *hypersécrétion de sucre;*

2° La théorie de Bouchard, qui admet plutôt un *défaut de consommation* par ralentissement de la nutrition.

A un point de vue purement pratique, nous pouvons diviser la glycosurie en deux groupes:

1° La *glycosurie transitoire*, qui se rencontre dans un grand nombre de maladies, telles que certaines *affections cérébrales* et *médullaires* (surtout lorsque la lésion siège dans les environs du quatrième ventricule), dans le *choléra*, dans certaines formes de *cirrhose du foie*, dans certains *troubles digestifs*, spécialement chez les gros mangeurs. — D'une manière générale, le sucre peut apparaître dans l'urine dans une foule de circonstances, et on ne sera pas autorisé à diagnostiquer un diabète après un seul examen de l'urine; il faudra prendre aussi en considération la quantité de glucose qui y est contenue, car, soit dans les affections citées plus haut, soit dans les cas d'*empoisonnements* (oxyde de carbone, morphine, chloroforme, etc.), cette proportion est toujours très faible.

La *femme enceinte* et les *nourrices* présentent fréquemment du sucre de lait dans l'urine.

2° La *glycosurie persistante* constitue la maladie appelée *diabète sucré*. Dans ces cas, le sucre est toujours contenu dans l'urine, en plus ou moins grande proportion; son apparition constitue un des premiers symptômes de cette maladie. On observe quelquefois des malades présentant tous les symptômes du diabète (soif, polyurie, amaigrissement, etc.), mais chez lesquels on ne rencontre pas de sucre dans l'urine, lors d'un premier examen; il faut alors faire prendre au malade un repas fortement féculent et procéder à une nouvelle analyse le lendemain.

Diabète insipide. — Dans quelques cas, où l'on avait diagnostiqué un diabète insipide, j'ai vu apparaître le sucre dans l'urine peu d'heures après le repas.

La quantité de sucre éliminée dans les vingt-quatre heures peut être énorme; on a même cité des cas où elle pouvait s'élever à plusieurs kilogrammes; mais, sous l'influence du régime, le sucre diminue assez rapidement, pour se maintenir dans une moyenne plus ou moins élevée, suivant la diète et le travail musculaire imposés au malade. Des observations nombreuses ont montré que, dans les cas favorables, l'élimination des phosphates se maintenait plutôt élevée. Cela peut-être vrai pour les phosphates alcalins; mais, pour les phosphates terreux (Ca, Mg), j'ai pu voir, dans quelques cas, que leur augmentation coïncidait toujours avec une aggravation de la maladie.

SUCRE DE LAIT (Lactose)

On le trouve assez souvent chez les femmes enceintes et chez les nourrices, surtout lorsqu'on supprime la lactation. Il dévie à droite le plan de polarisation et subit plus facilement la fermentation lactique que la fermentation alcoolique.

Recherche qualitative. — Il réduit difficilement la liqueur cupropotassique, c'est-à-dire qu'il faut chauffer assez longtemps (quelques minutes) pour obtenir une réduction, qui n'est jamais aussi complète qu'avec le glucose. Pour le rechercher, on pourra se servir de la réaction de Rübner-Penzolt: on précipite environ 10 centimètres cubes d'urine avec quelques gouttes de solution d'acétate de plomb basique, puis on ajoute quelques gouttes d'ammoniaque et l'on chauffe doucement, en ayant soin de ne pas aller jusqu'à l'ébullition (80°); il se forme peu à peu un précipité rosâtre.

Cette réaction se produit aussi avec le sucre de raisin; mais elle est plus rapide et a lieu déjà à 60°, tandis qu'avec le sucre de lait il faut chauffer pendant trois ou quatre minutes à 80°.

LÉVULOSE (Sucre de fruit)

La lévulose se trouve quelquefois dans l'urine des diabétiques, à côté du glycose, et elle peut se former aux dépens de ce dernier, sous l'influence d'un ferment inversif. La lévulose réduit la liqueur cupropotassique, mais elle dévie le plan de polarisation à gauche et fermente beaucoup plus difficilement que le glucose.

Sa présence dans l'urine n'a aucun intérêt clinique; cependant, elle peut fausser le résultat de l'analyse, au moyen du saccharimètre, par le fait que son action lévogyre neutralise en partie l'action dextrogyre du glucose. Si on a fait des dosages comparatifs avec la liqueur cupropotassique, les résultats obtenus par cette dernière méthode seront beaucoup plus élevés que ceux fournis par le saccharimètre.

Cela explique suffisamment pourquoi il faut faire cette détermination polarimétrique avant et après la fermentation.

INOSITE

On rangeait autrefois cette substance parmi les sucres. Maquene a démontré que c'était un dérivé de benzol (hexahydrure d'hexaoxybenzine).

Elle se trouve surtout dans les muscles et elle peut quelquefois passer dans l'urine, surtout chez les diabétiques. Elle n'a aucune action sur la lumière polarisée; elle ne réduit pas la liqueur cupropotassique; et, avec la levure de bière, elle ne subit pas la fermentation alcoolique; en outre, elle ne brunit pas en chauffant sa solution avec de la potasse caustique. Elle ne présente pas d'intérêt clinique particulier.

ACÉTONE

Recherche qualitative. — Dans la plupart des cas, l'odorat seul suffit déjà pour dénoncer la présence de l'acétone, dont l'odeur de fruit est caractéristique, mais on peut aussi employer la réaction de Legal.

Réaction de Legal. — Pour cela, on ajoute à l'urine quelques gouttes d'une solution fraîchement préparée de nitroprussiate de soude et quelques gouttes de solution de potasse caustique (à 1/10). Il se produit alors une coloration rouge, qui pâlit rapidement quand il y a de l'acétone, et qui passe du rouge-pourpre au rouge-carmin après addition d'acide acétique.

Réaction de Gerhardt. — En ajoutant à l'urine huit à dix gouttes de perchlorure de fer, on obtient une belle coloration rouge-bourgogne.

Pour rechercher de très petites quantités d'acétone, on distille 500 à 1,000 centimètres cubes d'urine, jusqu'à ce qu'on ait obtenu 20 à 30 centimètres cubes de liquide, auquel on ajoute quelques gouttes de solution de potasse caustique (à 1/10) et la même quantité d'iodure de potassium ioduré (iodure de potasse, 1; iode, 0,10; eau, 50 centimètres cubes). Il se produit immédiatement un précipité jaune cristallin d'iodoforme, qu'on pourra reconnaître soit à son odeur caractéristique, soit au microscope (tables hexagonales et étoiles à six rayons).

Physiologie et pathologie. — La formation de l'acétone dans l'organisme n'est pas complètement expliquée; d'après Baginsky, il se formerait principalement dans les cas de désassimilation rapide des substances azotées.

On rencontre fréquemment cette substance lorsque l'urine contient une forte proportion de sucre et chaque fois qu'il y a un mouvement fébrile (principalement chez les enfants).

Jaksch a décrit une affection accompagnée de violents symptômes d'irritation cérébrale et dans laquelle on trouvait une forte proportion d'acétone dans l'urine.

Cette substance peut se former dans l'urine même, aux dépens de l'acide acétylacétique, qui se rencontre presque toujours dans l'urine des diabétiques et des buveurs (coloration rouge de l'urine par le perchlorure de fer). D'une manière générale, on peut dire que la présence de l'acétone dans l'urine n'a pas une grande importance clinique; cependant, j'ai observé plusieurs fois, dans des cas de diabète grave (surtout chez les gens âgés) que l'augmentation de l'acétone, constatée simplement par l'odeur caractéristique répandue dans la chambre des malades, précédait souvent l'explosion du coma diabétique; sans vouloir admettre que l'acétone en soit la cause, on se tiendra sur ses gardes chaque fois qu'on remarquera ce phénomène.

ALBUMINES

Dans ce chapitre, nous étudierons surtout l'albumine du sérum (sérum-albumine), qui seule a une réelle importance clinique. Les réactifs propres à découvrir cette albumine sont très nombreux, et, comme pour le sucre, on en décrit chaque jour de nouveaux.

Nous ne donnerons ici que les plus sûrs et les plus simples, en les mentionnant d'après leur ordre de sensibilité.

Recherche qualitative. — *Ferrocyanure de potasse et acide acétique.* — Acidifier l'urine avec environ le dixième de son volume d'acide acétique concentré, puis ajouter six ou huit gouttes d'une solution de ferrocyanure de potasse (à 1/10). Il se forme immédiatement un précipité blanchâtre, plus ou moins compact, suivant la quantité d'albumine contenue dans l'urine. Lorsqu'on veut rechercher de très petites quantités d'albumine, il faut procéder de la façon suivante : après avoir acidifié l'urine par l'acide acétique, comme il est dit plus haut, on fait couler doucement le ferrocyanure le long des bords de l'éprouvette, de telle façon que les deux liquides ne se mélangent pas ; après quelques minutes, si le liquide contient de l'albumine, il se forme au point de contact un anneau grisâtre, plus ou moins opaque. Par ce moyen, on peut déceler jusqu'à 0,002 0/0 d'albumine.

Réactif picrocitrique. — Ce réactif nous servira aussi, comme nous le verrons plus loin, pour la recherche quantitative de l'albumine, par la méthode d'Esbach (p. 73).

On le prépare en dissolvant à chand 1 gramme d'acide picrique et 2 grammes d'acide citrique dans 100 centimètres cubes d'eau distillée.

Pour la recherche qualitative, il suffit d'ajouter à l'urine quelques gouttes de ce réactif, qui précipite immédiatement l'albumine ; ou bien on peut aussi procéder comme plus haut, c'est-à-dire introduire dans l'éprouvette l'urine et le réactif, sans les mélanger. Au point de contact des deux liquides, il se formera un anneau d'albumine précipitée. Cette méthode est presque aussi sensible que la précédente, mais le réactif picrocitrique précipite aussi les alcaloïdes, et en particulier la quinine.

Dans ce dernier cas, il faut que le malade ait pris une dose assez considérable de ce médicament pour que le précipité ou l'anneau formés puissent en imposer pour de l'albumine. Il suffira de se renseigner sur la médication suivie pour éviter cette erreur.

Le réactif picrocitrique précipite encore les peptones, mais ce précipité se redissout à chaud et par l'acide nitrique (voir peptones, p. 81).

Réaction de Heller. — Chauffer l'urine jusqu'à l'ébullition et ajouter le dixième environ de son volume d'acide nitrique concentré; en présence de l'albumine, il se forme un précipité caillebotté; cette réaction est encore sensible avec les liquides ne contenant que 0,003 0/0 d'albumine.

Au moment où l'on chauffe, c'est-à-dire avant l'adjonction de l'acide nitrique, il se forme souvent un trouble blanchâtre, dû à la précipitation des phosphates; ce précipité, qui pourrait en imposer momentanément pour de l'albumine, disparaît immédiatement après addition de l'acide,

Réactifs portatifs. — De préférence aux divers papiers réactifs, livrés par le commerce, nous employons, au lit du malade le procédé suivant : dans une cuillère de métal, l'urine est chauffée avec une pointe de couteau de sel de cuisine; lorsque le liquide commence à bouillir, on ajoute un peu de vinaigre; en présence de l'albumine, le liquide se trouble. Le sel de cuisine est absolument nécessaire, parce que, suivant la quantité de vinaigre ajoutée, l'albumine peut se redissoudre ou n'être pas précipitée par la chaleur. L'adjonction du sel empêche cette erreur et, quelle que soit la force du vinaigre ou la quantité ajoutée, la précipitation de l'albumine est toujours complète.

Réactions colorées. — Il n'y a aucun avantage à se servir de ces réactions pour la recherche de l'albumine dans l'urine, mais elles peuvent être quelquefois utilisées avec profit lorsqu'on a affaire à des solutions d'albumine pure,

Réaction d'Adam kiewiez. — On ajoute au liquide albumineux de l'acide acétique glacial en excès, puis de l'acide sulfurique concentré. Au bout de peu de temps, il se produit une belle coloration rose violette, présentant une légère fluorescence verdâtre, quand il y a beaucoup d'albumine.

Réaction du biuret. — C'est la réaction que nous emploierons pour la recherche des peptones, car elle est commune à tous les albuminoïdes. Elle consiste à alcaliniser le liquide par quelques gouttes de solution de potasse caustique (à 1/10) et à ajouter, goutte à goutte, une solution de sulfate de cuivre (au 100e). Il se produit une belle coloration violette.

Albumine dans les urines purulentes. — Lorsque l'urine contient du pus en certaine quantité, elle renferme presque toujours un peu d'albumine.

Il faut alors se demander si cette albumine provient du pus lui-même ou des reins. Il n'est pas toujours facile de trancher la question.

En général, l'albumine provenant du pus est toujours en petite quantité et ne donne qu'un léger trouble lorsqu'on la chauffe avec de l'acide nitrique (réaction de Heller).

L'expérience suivante donnera très souvent de bons renseignements. On porte à l'ébullition 15 centimètres cubes d'urine filtrée, après quoi on lui ajoute 5 centimètres cubes de réactif picrocitrique. L'albumine se précipite immédiatement et donne un trouble plus ou moins prononcé. On filtre à chaud la moitié de ce liquide et on laisse reposer; par refroidissement, les peptones se précipitent et donnent aussi un trouble.

Les deux tubes à réaction sont alors comparés, en ayant soin de maintenir chaud celui qui contient le précipité d'albumine. Dans les cas où cette dernière provient du pus, les deux liquides offrent à peu près le même précipité; quelquefois même, le précipité des peptones est le plus prononcé.

Lorsque l'urine contient plus de 1 à 2 0/0 d'albumine, on peut admettre que cette dernière provient des reins. La recherche microscopique des cylindres tranchera la question.

Recherche quantitative. — *Méthode approximative.* — Cette méthode est basée sur la précipitation de l'albumine par le réactif picrocitrique (voir p. 70) et sur la mensuration de ce précipité une fois qu'il s'est déposé et tassé dans le tube.

Appareil d'Esbach. — L'urine filtrée, légèrement acidifiée par une ou deux gouttes d'acide acétique, est introduite dans un tube gradué (albuminimètre d'Esbach, fig. 13) jusqu'au trait U; puis on ajoute le réactif jusqu'au trait R. Le tube est fermé avec le pouce et les liquides sont mélangés doucement, en évitant toute agitation brusque, qui pourrait nuire au tassement du précipité. On ferme le tube avec un bouchon de caoutchouc et on laisse reposer vingt-quatre heures. Après ce temps, on lit sur l'échelle du tube, la hauteur du précipité, en se guidant sur le milieu de la surface albumineuse. La graduation de l'instrument représente, en grammes, la quantité d'albumine contenue dans un litre d'urine en expérience. Lorsque le niveau du précipité se trouve entre deux graduations, on appréciera approximativement la fraction de division.

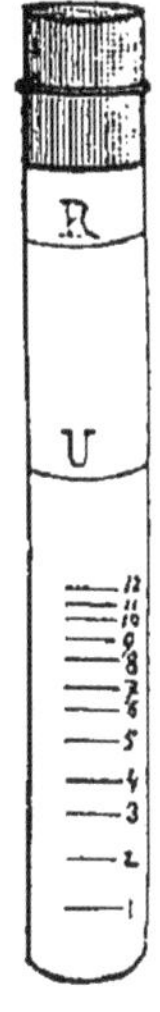

Fig. 13. — Albuminimètre d'Esbach.

Remarque.— L'albuminimètre d'Esbach ne comporte que douze divisions, et, lorsque l'urine contiendra plus de 12 0/00 d'albumine, il faudra diluer le liquide; il suffit, en général, de l'étendre du double d'eau et de multiplier le résultat par deu. Il est à remarquer que ce procédé est d'autant plus juste et constant que les chiffres se rapprochent davantage de la moyenne (entre 4 et 5).

En agitant brusquement les liquides mélangés, il peut arriver que des bulles d'air adhèrent aux particules du précipité et l'empêchent de se tasser régulièrement. D'autres fois, le précipité, au lieu de gagner le fond, se rassemble à la partie supérieure du tube; cela se voit assez fréquemment lorsque l'albuminurie est légère et transitoire, comme dans les fièvres infectieuses par exemple. L'instrument ne peut plus alors être employé pour le dosage de cette albumine et il faut avoir recours à d'autres procédés.

Lorsque l'opération doit réussir, le précipité se dépose assez rapidement et, au bout de quatre ou cinq minutes, le liquide est déjà parfaitement clair et transparent à la partie supérieure du tube.

En résumé, cette méthode est très pratique à cause de sa simplicité et de sa rapidité d'exécution. Les chiffres fournis, quoique approximatifs donnent un résultat bien suffisant dans la plupart des cas, où l'on veut se rendre compte de l'augmentation ou de la diminution relative de l'albumine.

Méthode plus exacte de Heller-Brandberg, — Ce procédé plus exact, mais aussi plus compliqué que le précédent, est basé sur le fait qu'un liquide albumineux forme, plus ou moins rapidement, suivant sa richesse en albumine, un disque opaque lorsqu'on le met en contact avec de l'acide nitrique. Un liquide contenant 0,0033 0/0 d'albumine donne un tel disque après deux minutes et demie à trois minutes.

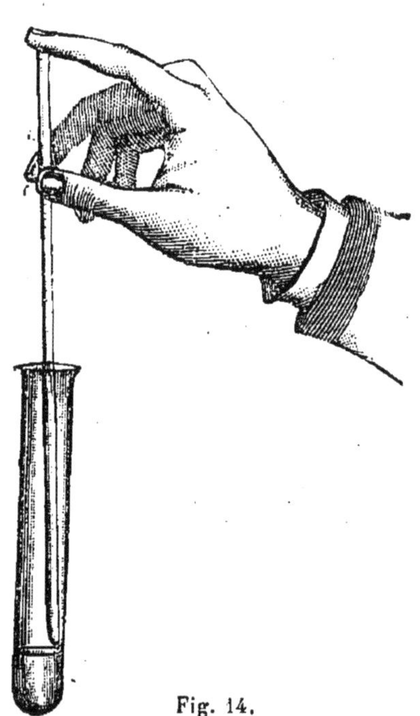

Fig. 14.

Manière d'opérer. — On place, dans une éprouvette, 3 ou 4 centimètres cubes d'acide nitrique concentré, sur lequel on fait arriver environ 5 centimètres cubes du liquide albumineux dilué au dixième (1 partie d'urine, 9 parties d'eau), de telle façon que les deux liquides ne se mélangent pas. Pour cela, il suffit de pencher l'éprouvette et de laisser couler très doucement l'urine le long des parois; mais on arrive plus facilement à faire réussir l'opération en se servant d'un tube effilé et légèrement recourbé à la pointe (fig. 14), qui laisse l'urine s'écouler lentement, (en maitenant l'extrémité inférieure du tube contre les parois de l'éprouvette).

Les deux liquides sont mis ainsi en contact sans trop se mélanger. Si, au bout de deux minutes et demie à trois minutes il ne se forme pas un disque blanchâtre bien évident, au point de contact des deux liquides, on en conclut que l'urine ne contient pas plus de 0,003 0/0 d'albumine, et que par conséquent, dans l'urine non diluée, la proportion ne dépasse pas 0,03 0/0, quantité presque négligeable pour la clinique.

Si, au contraire, avant que les trois minutes soient écoulées ce disque se forme, il faut alors préparer cinq dilutions d'urine de la manière suivante : on prend cinq verres (*a*, *b*, *c*, *d*, *e*, du tableau), dans chacun desquels on place 2 centimètres cubes de l'urine diluée au dixième. Puis, dans le premier verre, on ajoute 4 centimètres cubes d'eau; dans le second, 13 centimètres cubes ; dans le troisième, 28 centimètres cubes; dans le quatrième; 43 centimètres cubes et, dans le cinquième, 58 centimètres cubes. On mélange bien chaque liquide et on en prend la quantité nécessaire pour faire la réaction, comme elle est décrite plus haut. On note alors exactement quelle est la dilution qui forme le disque en trois minutes; le liquide contenu dans ce tube contient 0,0033 0/0 d'albumine.

Par un calcul bien simple, on arriverait à connaître la contenance de l'urine pure ; mais le tableau suivant, dressé par Brandberg, nous indique tout de suite la proportion en pour cent d'albumine contenue dans l'urine non diluée.

Exemple. — La dilution n° 3 (*c*), c'est-à-dire celle qui contient 2 centimètres cubes d'urine au dixième et 28 centimètres cubes d'eau, nous donne encore, en deux minutes

Tables pour le dosage de l'albumine.

a	2	centimètres cubes d'urine au dixième, mélangés avec	1	centimètre d'eau,	= 0,05	pour cent d'albumine.
	2	— — — —	4	— —	= 0,10	— —
b	2	— — — —	8	— —	= 0,15	— —
	2	— — — —	10	— —	= 0,20	— —
	2	— — — —	13	— —	= 0,25	— —
c	2	— — — —	16	— —	= 0,30	— —
	2	— — — —	19	— —	= 0,35	— —
	2	— — — —	22	— —	= 0,40	— —
	2	— — — —	25	— —	= 0,45	— —
	2	— — — —	28	— —	= 0,50	— —
d	2	— — — —	31	— —	= 0,55	— —
	2	— — — —	34	— —	= 0,60	— —
	2	— — — —	37	— —	= 0,65	— —
	2	— — — —	40	— —	= 0,70	— —
	2	— — — —	43	— —	= 0,75	— —
e	2	— — — —	46	— —	= 0,80	— —
	2	— — — —	49	— —	= 0,85	— —
	2	— — — —	52	— —	= 0,90	— —
	2	— — — —	55	— —	= 0,95	— —
	2	— — — —	58	— —	= 1 »	— —
f	2	— — — —	61	— —	= 1,05	— —
	2	— — — —	64	— —	= 1,10	— —
	2	— — — —	67	— —	= 1,15	— —
	2	— — — —	70	— —	= 1,20	— —
	2	— — — —	73	— —	= 1,25	— —
	2	— — —	88	— —	= 1,30	— —

et demie, un disque très accusé, tandis que, au bout de trois minutes, on ne remarque rien dans la dilution n° 4 (*d*). Nous en concluons que cette dilution n° 3 contient au moins 0,50 0/0 d'albumine. Mais, pour nous rapprocher davantage de la vérité, nous faisons les nouvelles dilutions comprises dans la colonne *d*, du tableau, c'est-à-dire que nous prenons quatre verres contenant chacun 2 centimètres cubes d'urine au dixième ; au premier, nous ajoutons 31 centimètres cubes d'eau; au second, 34 centimètres cubes; au troisième, 37 centimètres cubes; au quatrième, 40 centimètres cubes d'eau.

Après avoir traité par l'acide nitrique, nous observons que le disque apparaît, pour la dernière fois, dans l'espace de trois minutes, dans le troisième tube, c'est-à-dire dans celui qui contient 2 centimètres cubes d'urine au dixième et 37 centimètres cubes d'eau, ce qui nous donne une proportion exacte de 0,65 0/0 d'albumine.

Cette opération bien conduite donne des résultats assez exacts, mais elle demande une certaine habitude et une manipulation qui semble, au premier abord, plus compliquée qu'elle ne l'est réellement.

Méthode très exacte par pesée. — La méthode par pesée est la plus exacte. Dans une capsule de porcelaine, nous chauffons à feu nu 50 ou 100 centimètres cubes d'urine albumineuse (suivant la proportion d'albumine).

Lorsque la température du liquide est près de l'ébullition, nous ajoutons goutte à goutte, et en remuant continuellement, de l'acide acétique dilué au dixième, jusqu'à ce que le liquide soit franchement acide. L'albumine doit se séparer en flocons et le liquide qui surnage être absolument clair. On filtre, aussi rapidement que possible, au travers d'un filtre séché et pesé, puis on lave à l'eau distillée, bouillante, jusqu'à ce que le nitrate d'argent ne donne plus de trouble blanchâtre dans le liquide filtré. On remplit alors le filtre avec de l'alcool fort; une fois que ce dernier est écoulé, on sèche à 110° ou 120° et on laisse refroidir sous la cloche à acide sulfurique. On pèse après refroidissement.

Si l'urine contient beaucoup d'albumine, il est préférable de la diluer, la précipitation par l'acide acétique se faisant alors plus facilement; cependant on perd toujours une très petite quantité d'albumine qui entre en dissolution.

Physiologie et pathologie. — Les albumines sont encore très peu connues au point de vue de leur constitution chimique; c'est pour cela qu'il règne une certaine confusion dans leur dénomination. Entre l'albumine et les peptones, résultat ultime de la digestion de l'albumine, il se forme une quantité de produits de passage, qu'on n'est pas encore parvenu à classer définitivement.

Ces phénomènes ont une certaine analogie avec ceux qui se produisent lors de la transformation de l'amidon en sucre, où nous voyons aussi se former, entre les deux termes extrêmes, un certain nombre de combinaisons transitoires. En outre, l'albumine peut se trouver sous différents états : liquide dans le sang, demi-liquide dans le protoplasma et les muscles, solide dans les cartilages et les os, et même cristallisée, comme dans les plaques vitellines. D'après Pflüger, il faudrait encore distinguer entre l'albumine vivante (active) et l'albumine morte (inactive). La première (celle qui fait partie des tissus vivants) est en continuelle voie de transformation et de désintégration, pour donner comme dernier produit l'urée et l'acide urique. Au contraire, l'albumine morte, telle qu'elle existe dans les aliments et dans les tissus après la mort, est très peu sensible aux réactifs chimiques et à l'oxygène à la température ordinaire; elle donne comme produits ultimes de l'acide carbonique et de l'ammoniaque. Tous ces phénomènes sont encore assez obscurs et doivent être étudiés avant de pouvoir servir à interpréter et à expliquer les différentes albuminuries. La théorie de Pflüger expliquerait chimiquement l'albuminurie des fièvres infectieuses et des empoisonnements (Ph. As); une partie de l'albumine vivante du sang pourrait très bien subir la mortification par suite de l'élévation de la température ou de l'action du poison pathogène. Cette albumine, une fois morte, sera éliminée par le rein, qui est chargé de maintenir constante la composition du sang et d'éloigner de celui-ci tout ce qui ne rentre pas dans sa constitution normale. Ne voit-on pas l'albumine de l'œuf (albumine morte), injectée dans le sang, passer au travers du rein, sans que celui-ci soit altéré.

D'après Leube, il existe toujours dans l'urine des traces d'albumine; mais, pour les démontrer, il faut employer 2 ou 3 litres d'urine; cette albumine, qu'on pourrait appeler physiologique, ne gênera donc en rien nos réactions les plus sensibles, tandis qu'on devra toujours considérer comme un symptôme pathologique l'albumine décélée par les réactifs que nous avons décrits. Cependant, il faut bien se garder de poser le diagnostic d'affection du rein par le seul fait de la présence de l'albumine dans l'urine, car les causes d'albuminurie, en dehors des lésions de cet organe, sont excessivement nombreuses.

Ainsi, nous pouvons rencontrer l'albumine :

1° Dans toutes les *fièvres infectieuses* (typhus, scarlatine, rougeole, etc.); dans presque tous les empoisonnements, surtout ceux causés par l'arsenic, le phosphore, l'antimoine et par les ptomaïnes.

2° Dans l'*anémie*, la *chlorose*, la *leucémie* et, en général, dans les maladies dyscrasiques du sang.

3° Dans les *affections cardiaques*, surtout lorsque la circulation est ralentie et que la stase veineuse est très forte. Dans ces cas, il suffit bien souvent de relever le pouls artériel pour voir l'albumine disparaître rapidement. (Ce fait parle contre la théorie qui veut que l'albuminurie soit causée par une augmentation de la pression sanguine.)

4° Dans les *affections pulmonaires* mettant un obstacle

à la circulation, telles que les pleurésies, avec fort exsudat, l'emphysème, etc.

5° Dans certains *troubles nerveux*, tels que : l'épilepsie (après l'attaque). On peut aussi ranger dans ce groupe les albuminuries passagères qu'on observe quelquefois après des excès de travaux intellectuels.

Nous rappelons, encore une fois, que ces différentes formes d'albuminuries passagères sont compatibles avec l'intégrité du rein; mais il faut ajouter que, lorsque le passage de l'albumine dure pendant un certain temps, les éléments histologiques de l'appareil excrétoire s'altèrent. Nous avons alors l'albuminurie proprement dite ou rénale.

6° *Albuminurie rénale*, avec altération du rein. L'albumine n'est pas toujours en proportion de la gravité de l'affection; elle peut même manquer dans certains cas graves : ainsi dans l'atrophie rouge, la tuberculose miliaire du rein, de même que dans certaines tumeurs malignes. Dans d'autres cas, elle peut être intermittente; ainsi, il peut arriver qu'on ne trouve pas d'albumine dans l'urine de la journée, tandis qu'on en retrouve dans celle de la nuit. Il faut donc toujours, lorsqu'on soupçonne une affection rénale, rechercher l'albumine dans l'urine des vingt-quatre heures.

L'examen microscopique des sédiments est aussi absolument nécessaire, et les cylindres de toute nature qu'on y rencontrera viendront confirmer le diagnostic de néphrite.

Lorsque, dans une partie quelconque de l'appareil urinaire, il se forme des collections purulentes, on trouve toujours dans l'urine une petite quantité d'albumine, provenant des globules du pus; il suffira de constater ces derniers, au moyen du microscope, pour ne pas attribuer cette albumine à une affection rénale.

GLOBULINURIE

La globuline (modification de l'albumine) se trouve très souvent mélangée à l'albumine, mais sa recherche n'a aucun intérêt clinique.

PEPTONES

Recherche qualitative. — *Réactif picrocitrique.* — Le moyen le plus simple consiste à employer le réactif picrocitrique (voir p. 70); mais, avant d'appliquer ce réactif, il faut s'assurer que l'urine à analyser ne contient pas d'albumine. Cette recherche préliminaire faite, on prend environ 20 centimètres cubes d'urine fraîche et filtrée, qu'on mélange avec 10 centimètres cubes de réactif picrique; il se produit un trouble plus ou moins fort, suivant la quantité de peptone contenue dans l'urine. On partage ensuite ce liquide dans trois tubes à réaction; le premier est chauffé jusqu'à l'ébullition; on introduit dans le second six à huit gouttes d'acide nitrique concentré et on compare ces deux tubes avec le troisième. Si le précipité est dû aux peptones, il s'est redissout dans les deux premiers tubes et ces solutions doivent être absolument claires. Par refroidissement, les peptones se reprécipitent dans le premier tube.

L'albumine est aussi précipitée par l'acide picrique, mais le précipité ne se redissout ni par la chaleur, ni par l'acide nitrique; au contraire, il s'agglomère davantage.

La quinine, prise à dose de 0,50 à 1 gramme par jour, peut aussi être une cause d'erreur; dans ce cas, le réactif picrique donne un précipité qui se redissout par la chaleur et par l'acide nitrique. Il suffira de s'informer de la médication suivie par le malade pour être à l'abri de cette cause d'erreur.

Une proportion de peptone de 0,2 par litre suffit pour donner un trouble bien évident ; mais, pour avoir cette réaction, l'urine doit être aussi fraiche que possible. Ainsi, en été, les peptones se modifient très rapidement sous l'influence des ferments et ne sont alors plus précipités par l'acide picrique.

Méthode d'Hofmeister. — Le procédé suivant, préconisé par Hofmeister et modifié par Schulter, semble être plus sensible que le précédent, mais il a le désavantage d'être très long et très coûteux.

On sature à froid 4 ou 500 centimètres cubes d'urine par le sulfate d'ammoniaque ; on filtre et le liquide filtré st mélangé avec le dixième de son volume d'acide chlorhydrique concentré ; puis on ajoute, peu à peu, et jusqu'à cessation du précipité, une solution de phosphomolybdate de soude (phosphomolybdate de soude, 1 ; eau, 10, acide chlorhydrique, quantité suffisante pour dissoudre).

On filtre rapidement, puis le précipité est recueilli et finement broyé avec un peu de baryte hydratée, délayée avec un peu d'eau et légèrement chauffée au bain-marie. On filtre à nouveau ; dans le liquide filtré, on ajoute quelques gouttes d'une solution au 1 0/0 de sulfate de cuivre ; puis, avec précaution, quatre ou cinq gouttes de solution de potasse caustique (à 1/10). Si l'urine contient des peptones, il se produit une belle coloration violette plus ou moins intense. C'est ce qu'on appelle la réaction du biuret, réaction qui est commune à toutes les albumines.

La recherche quantitative n'a, jusqu'à présent, aucun intérêt clinique ; elle est en outre longue et difficile.

Physiologie et pathologie. — Comme pour les albumines, la constitution des peptones est obscure ; il est très probable qu'entre l'albumine et les peptones, il y a une foule de composés de passage, ainsi que cela se voit dans la transformation de l'amidon en sucre ; Poehl les considère comme de simples modifications physiques de l'albumine ; encore là, il se passerait quelque chose de semblable à ce que nous avons vu pour le glycogène, c'est-à-dire que les peptones se retransformeraient en albumine, au fur et à mesure des besoins.

Fede et Hermann prétendent que le foie est l'organe chargé de ces transformations, tandis qu'Hoffmann affirme qu'elles s'opèrent déjà dans la muqueuse intestinale. Chaque fois que les peptones sont introduits dans l'organisme par une autre voie que l'intestin, ils passent dans l'urine. Dans le sang, ils ne sont pas contenus dans le sérum, mais bien dans les globules blancs; aussi, la rate, qui possède le plus de ces globules, est l'organe qui contient le plus de peptones, et il en est de même pour les ganglions lymphatiques. Au point de vue pathologique, on peut dire qu'on observe la peptonurie chaque fois qu'il y a, quelque part dans l'organisme, destruction de tissus et de globules blancs; mais il ne suffit pas qu'il y ait une simple collection purulente, il faut une résorption du pus. Lorsque l'urine contient de l'albumine, on y trouve presque toujours des peptones, qui, le plus souvent, se forment, dans le liquide même, aux dépens de l'albumine et probablement sous l'influence de ferments particuliers ou de la pepsine qui peuvent y être contenus. En été, par exemple, il suffit de quelques heures pour voir se former une certaine quantité de peptones dans une urine albumineuse, qui n'en contenait pas à la sortie de la vessie.

Il sera donc, le plus souvent, inutile de rechercher cette substance dans une urine contenant de l'albumine, surtout quand cette urine a été émise depuis un certain temps.

On a beaucoup exagéré l'importance diagnostique attribuée à la présence des peptones dans l'urine.

Dans certains cas de suppuration cachée, ou lorsqu'on veut diagnostiquer la nature d'un épanchement, la recherche de ces substances peut être utile; mais il ne faut pas oublier qu'on rencontre les peptones dans un grand nombre d'affections, par exemple lorsqu'il y a *des ulcérations dans l'estomac ou dans l'intestin.*

On en trouve encore chaque fois qu'on observe un mouvement fébrile dû à une résorption de pus ou de matières en décomposition dans n'importe quel organe; ainsi, dans la *pneumonie*, les peptones sont surtout abondants lorsqu'il y a *hépatisation grise* ou *gangrène pulmonaire* avec cavernes étendues.

Dans la *pleurésie purulente*, ils sont éliminés en plus grande abondance quand la pression thoracique n'est pas trop considérable, de manière à ne pas gêner la résorption. Dans la *péritonite suppurée*, leur quantité est proportionnelle à l'étendue de la lésion ; on les trouve aussi très souvent chez les *accouchées*, et toujours lorsqu'il y a infection *puerpérale*.

PROPEPTONE (ALBUMINOSE, ALBUMOSE, HÉMI-ALBUMOSE)

Sous ces différents noms, on a décrit des modifications de l'albumine encore peu connues. Comme nous l'avons dit plus haut, ces transformations de l'albumine peuvent se faire dans l'urine même, sous l'influence des ferments organisés ou des ferments solubles. Ces substances n'ont donc aucune importance clinique, et, pour le moment, elles ne doivent pas être considérées comme le produit d'altérations pathologiques.

FIBRINE

Il est assez rare de voir l'urine en contenir une proportion suffisante pour fixer l'attention du clinicien. Elle apparaît alors sous forme de coagulum, qui se forme quelque temps après l'émission de l'urine; cependant, cette coagulation peut aussi se faire dans la vessie. La fibrinurie se rencontre dans les cas de forte inflammation de l'appareil urinaire, par exemple dans l'empoisonnement par les cantharides, chaque fois qu'il y a du sang ou du chyle dans l'urine, ou bien lorsqu'il se produit des exsudations de fausses membranes, comme dans la diphtérie, la tuberculose rénale et vésicale.

Pour reconnaître la fibrine, on recueille le coagulum sur un filtre, on le lave avec un peu d'eau et on le dissout au moyen d'une solution de chlorure de sodium à 10 0/0. Le liquide filtré est soumis aux différents réactifs de l'albumine (p. 70).

HÉMATURIE

Le sang mélangé à l'urine lui donne la couleur caractéristique que la viande fraîche communique à l'eau dans laquelle elle a macéré. Le microscope décèlera plus sûrement la présence du sang que les réactifs chimiques.

Cependant ceux-ci sont indispensables lorsqu'il s'agit de rechercher la matière colorante du sang, comme, par exemple, dans les cas d'*hémoglobinurie*, où l'hémoglobine seule passe dans l'urine, accompagnée de rares globules sanguins, insuffisants pour expliquer l'intensité de coloration des liquides. Cela se voit surtout dans les fièvres infectieuses graves, dans certains empoisonnements et dans les cas de syphilis grave. On a même décrit comme une maladie spéciale une hémoglobinurie qui probablement se produit sous l'influence des affections citées plus haut.

Recherche qualitative. — *Réaction Heller.* — On chauffe, dans un tube à réaction, 10 ou 15 centimètres cubes d'urine, additionnée de six à huit gouttes d'une solution de potasse caustique (à 1/10e). Le liquide prend une teinte jaune verdâtre, les phosphates terreux se précipitent en entraînant la matière colorante du sang. Après avoir laissé reposer le liquide, le précipité se dépose en prenant une coloration allant du rouge vif au brun-rouille.

Si l'urine provenait d'un individu ayant pris de la santonine ou de la rhubarbe, il pourrait se produire, au moment où l'on ajoute la potasse, une coloration rouge vif de tout le liquide et, plus tard, un précipité brunâtre.

MUCINE

La recherche de la mucine n'a pas une bien grande importance; elle accompagne, en général, le pus dans les cystites. Chez la femme, on la trouve plus fréquemment, à cause des mucosités vaginales qui se mêlent à l'urine pendant la miction. En laissant reposer l'urine, la mucine forme des nuages, qui augmentent ou deviennent plus denses lorsqu'on acidifie fortement le liquide par l'acide acétique. Les phosphates forment quelquefois des précipités légers et flottant dans l'urine; mais ils disparaissent instantanément après addition d'acide acétique.

CHYLURIE

Dans la chylurie, l'urine a un aspect laiteux et contient une assez forte proportion d'albumine et de graisse; cette dernière peut être séparée de l'urine par agitation avec l'éther. Il est rare de rencontrer, en même temps, du sucre.

BILE

Matières colorantes de la bile.

Recherche qualitative. — L'urine ictérique présente une couleur rouge-brun à reflets verdâtres; en l'agitant, la mousse qui se forme à la surface du liquide est colorée en jaune (la même chose se produit après l'usage de la santonine).

Réaction de Gmehlin. — Le plus pratique de tous les procédés est celui de Gmehlin ; il est en outre suffisamment exact pour les besoins de la clinique. On introduit dans le fond d'un verre ou d'une large éprouvette une certaine quantité d'acide nitrique du commerce (plus il sera coloré en jaune, plus la réaction se fera facilement) ; puis, avec précaution, de manière à ne pas mélanger les liquides, on fait couler le long des parois l'urine à examiner, en quantité triple ou quadruple de celle de l'acide. On laisse reposer un certain temps et la réaction se manifeste, peu à peu, par une série d'anneaux colorés, partant de la couche d'urine en contact direct avec l'acide.

Le premier anneau est vert plus ou moins foncé, il est produit par la bilirubine, transformée par oxydation en biliverdine. C'est lui seul qui doit être considéré comme caractéristique de la matière colorante de la bile. Les autres anneaux, colorés en bleu, violet, rouge, etc., peuvent être fournis par d'autres substances.

L'urine mélangée d'alcool peut donner un anneau bleu verdâtre, ressemblant beaucoup à celui produit par la biliverdine ; on se mettra à l'abri de cette erreur en faisant les réactions suivantes.

On verse dans le filtre qui a servi à la filtration de l'urine quelques gouttes d'acide nitrique jaune ; le papier est alors déplié et étalé sur la table, et l'on voit apparaître à la surface, très rapidement, un anneau vert entourant les parties imbibées d'acide nitrique. Il suffit, le plus souvent, de plonger un morceau de papier à filtrer dans l'urine ictérique, puis de le toucher avec une baguette de verre trempée dans l'acide nitrique, pour obtenir cette réaction.

Lorsque l'urine ne contient pas assez de matière colorante pour donner nettement ces réactions, il faut procéder de la façon suivante : on mélange, dans un appareil à déplacement, 100 à 150 centimètres cubes d'urine acidifiée par quelques gouttes d'acide chlorhydrique, avec 15 ou 20 centimètres cubes de chloroforme ; on incline plusieurs fois l'appareil, de manière à mélanger très doucement le liquide, car, si l'agitation est brusque, il se produit une sorte d'émulsionnement du chloroforme, qui l'empêche de se séparer; on continue l'opération jusqu'à ce que le chloroforme ait pris une teinte jaunâtre. Il est alors recueilli dans une petite capsule de porcelaine et évaporé à une très douce chaleur, en agitant, de manière à tapisser le fond de la capsule d'une couche mince de résidu ; l'évaporation une fois complète, on touche celui-ci en différents endroits avec une baguette de verre plongée dans le même acide nitrique qui nous a servi précédemment, et qui produira les mêmes anneaux verts en présence de la bilirubine.

L'urine ictérique doit toujours être examinée aussi fraiche que possible, car les matières colorantes de la bile se décomposent assez rapidement et ne donnent plus alors que des réactions indécises.

Physiologie et pathologie. — Toutes les matières colorantes de la bile dérivent, soit par oxydation, soit par réduction, de la bilirubine, et cette dernière est formée dans le foie aux dépens de la matière colorante du sang. Cela semble prouvé par le fait que, seuls, les animaux dont le sang renferme de l'hémoglobine ont une bile colorée. Un autre argument est fourni par les expériences de Robin, Jaffé et Salkowski, qui ont montré que la matière colorante du sang extravasé se transformait petit à petit en bilirubine.

D'après Bunge, la présence de la matière colorante biliaire dans l'urine est probablement toujours un signe de stase biliaire, comme cela se voit, le plus fréquemment, par l'occlusion du canal cholédoque, soit par des calculs, soit par suite d'un catarrhe duodénal; mais il est aussi très probable que, dans tous les cas d'empoisonnement où il se produit de l'ictère, celui-ci est le fait d'une stase, comme cela se voit, par exemple, dans l'intoxication par l'hydrogène arsenié, où le foie produit une forte quantité de bile qui ne peut s'écouler à mesure. La pression dans les canaux biliaires étant très peu forte, la bile refluera facilement et passera dans les lymphatiques, puis dans le canal thoracique, dans le sang et dans l'urine. On a voulu admettre que, dans certains cas d'empoisonnement (hydrogène arsenié, chloroforme, éther, champignons), ainsi que dans certaines infections graves (typhus, malaria, pyémie), où l'hémoglobine passe des globules rouges dans le sérum sanguin, cette hémoglobine se transformait en bilirubine et produisait l'ictère, accompagnant ces affections et l'on avait alors admis un *ictère hépatogène* et un *ictère hématogène;* on devait trouver dans l'urine du premier la matière colorante de la bile, accompagnée des acides biliaires; tandis que, dans l'ictère hématogène, on ne retrouvait que la matière colorante seule. En réalité, cela ne se passe pas ainsi et, dans les deux cas, la plus grande partie de la matière colorante vient du foie. Les acides biliaires peuvent être présents ou faire défaut dans l'un et l'autre cas.

ACIDES BILIAIRES

Recherche qualitative. — Cette recherche qualitative a beaucoup perdu de son importance clinique depuis qu'on n'admet plus la distinction entre l'ictère hépatogène et l'ictère hématogène.

Réaction de Pettenkofer, modifiée par Strasburg. — On évapore au bain-marie 50 à 100 centimètres cubes d'urine; lorsque le résidu ne forme plus qu'une masse pâteuse, on l'épuise par l'alcool; ce liquide filtré est de nouveau évaporé dans une capsule de porcelaine; le résidu est repris par quelques gouttes d'eau, dans laquelle on ajoute une parcelle de sucre de canne; cette petite quantité de liquide est répandue sur un fragment de papier à filtrer, qu'on laisse sécher; une fois sec, on le touche avec une baguette trempée dans l'acide sulfurique pur; au bout de quelques secondes, il se produit une zone violette autour de la goutte d'acide. Cette coloration se voit surtout bien par transparence.

Réaction de Bogomoloff. — Elle se fait avec le résidu alcoolique, obtenu comme plus haut. Ce résidu, étalé autant que possible au fond de la capsule, est touché d'abord avec une ou deux gouttes d'acide sulfurique, puis à la même place avec une goutte d'alcool. Immédiatement on voit apparaitre des zones de coloration jaune, orange, rouge, violette. Cette réaction semble plus sensible que la précédente.

Physiologie et pathologie. — Le principal acide biliaire de l'homme est l'acide taurocholique (combinaison de la taurine avec le glycocolle). A côté de lui se trouve une petite quantité d'acide glycocholique. Ces acides peuvent passer dans l'urine, dans les mêmes conditions où se produit la résorption des matières colorantes; mais, une fois arrivés dans le sang, ils semblent s'y décomposer très rapidement; c'est pour cela qu'on n'en retrouve que des traces soit dans le sang, soit dans l'urine.

HYDROBILIRUBINE OU UROBILINE

Recherche qualitative. — Acidifier 50 ou 100 centimètres cubes d'urine avec deux ou quatre gouttes d'acide chlorhydrique; agiter doucement dans un appareil à déplacement avec 20 ou 30 centimètres cubes de chloroforme ou d'éther (le chloroforme est à préférer, il donne une réaction plus nette), séparer le chloroforme ou l'éther et le faire évaporer dans une capsule à la température ordinaire ou à une très douce chaleur. Le résidu rougeâtre, qui tapisse le fond de la capsule, est dissout dans quelques gouttes d'ammoniaque; on filtre le liquide après l'avoir étendu avec 3 ou 4 centimètres cubes d'eau distillée; puis on ajoute quatre ou cinq gouttes d'une solution de chlorure de zinc à 10 0/0; il se forme un précipité blanc, volumineux, qui doit se redissoudre complètement; si on avait ajouté un excès de chlorure de zinc, on le redissoudrait par quelques gouttes d'ammoniaque. La présence de l'urobiline se manifeste par une belle fluorescence verte, qui se voit surtout bien quand on examine le contenu de l'éprouvette par transparence, sur un fond noir.

Physiologie et pathologie. — L'urobiline, qu'il faut plutôt appeler hydrobilirubine, puisque ce nom nous renseigne d'emblée sur son origine, provient d'une réduction de la bilirubine, telle qu'on peut la produire si on fait agir sur ce corps de l'hydrogène à l'état naissant.

Il est très probable que les matières colorantes de la bile subissent peu à peu cette action réductrice pendant leur séjour dans l'intestin car, dans les excréments normaux, on ne retrouve plus que de l'hydrobilirubine.

Hoppe-Seyler a démontré qu'on pouvait aussi obtenir cette dernière substance en réduisant l'hématine. En résumé, nous voyons que la matière colorante du sang est la source des matières colorantes de la bile et de l'hydrobilirubine; aussi, les formules de ces substances sont-elles assez semblables :

Hématine............... $C^{32} H^{32} Az^{4} O^{4} Fe$.
Bilirubine............... $C^{32} H^{36} Az^{4} O^{6}$.
Hydrobilirubine.......... $C^{32} H^{40} Az^{4} O^{7}$.

L'hydrobilirubine se retrouve toujours dans l'urine, même normale, mais en quantité très minime et insuffisante pour donner la réaction décrite plus haut. Chaque fois que, dans l'organisme, il se fait (pour une cause ou pour une autre) une destruction exagérée de globules rouges (fièvres), ou qu'il se forme une extravasion sanguine, nous trouvons une augmentation de l'hydrobilirubine dans l'urine, puisque c'est sous cette forme que la matière colorante des globules détruits est éliminée. Il arrive quelquefois, dans les cas d'ictère, que la bilirubine est très rapidement transformée en hydrobilirubine; l'urine alors ne contient pas trace de matière colorante de la bile et ne présente pas la réaction si caractéristique de Gmehlin; mais elle offre, par contre, une forte réaction d'hydrobilirubine. Si cet état dure quel que temps, nous voyons la peau prendre aussi une couleur jaunâtre, mais plus foncée que dans l'ictère ordinaire; c'est ce qu'on a appelé l'*ictère urobilinique.*

Dans les extravasations sanguines, il faut toujours un certain temps avant que la matière colorante du sang soit transformée en hydrobilirubine et qu'on la retrouve sous cette forme dans l'urine.

On la rencontrera à la suite des *infarctus pulmonaires*, de l'*hématocèle*, des *carcinomes hémorragiques* (plèvre, péritoine), de certaines cirrhoses du foie. Sa présence nous renseignera sur la nature hémorragique de certains épanchements; mais, dans ces cas, la réaction doit être très nette pour être concluante.

INDICAN (Indoxylsulfate de potasse)

Recherche qualitative. — *Procédé de Jaffé.* — D'après le procédé de Jaffé, un peu modifié, on précipite 10 centimètres cubes d'urine par 2 ou 3 centimètres cubes d'une solution d'acétate de plomb à 10 0/0; on filtre et on mélange le liquide filtré avec 10 centimètres cubes d'acide chlorhydrique concentré; puis on ajoute, en agitant, une ou deux gouttes d'une solution d'un hypochlorite (eau de javel); ensuite on introduit 4 ou 5 centimètres cubes de chloroforme. Ce mélange est agité à plusieurs reprises, jusqu'à ce que le chloroforme ait pris une belle coloration bleue. Un excès d'hypochlorite peut, en décolorant l'indigo formé, empêcher la réaction. La précipitation par l'acétate de plomb a pour but de faciliter la séparation du chloroforme, qui, sans cela, lorsqu'on l'agite fortement, forme une espèce d'émulsion avec le reste du liquide.

Recherche quantitative. — *Procédé de Salkowski.* — Le procédé de Salkowski, que nous allons décrire, n'est pas d'une exactitude bien rigoureuse, mais il est suffisant pour les besoins de la clinique. On mélange 10 centimètres cubes d'urine et 10 centimètres cubes d'acide chlorhydrique concentré; on laisse reposer pendant une heure, puis la solution d'hypochlorite (eau de javel) est introduite gouttes à goutte, jusqu'à ce que le liquide ait atteint un maximum d'intensité de coloration (deux ou trois gouttes suffisent le plus souvent). On neutralise par la lessive de soude, jusqu'à réaction alcaline; on filtre et on lave avec de l'eau bouillante. Le filtre séché, puis coupé en menus morceaux, est introduit dans une éprouvette avec 10 centimètres cubes de chloroforme; on chauffe légèrement en agitant et on laisse le liquide s'éclaircir. La solution bleue filtrée est comparée avec une solution type d'indigo (ou mieux de carmin d'indigo) contenant 0,02 d'indigo pour 100 centimètres cubes de chloroforme. Pour procéder à cette comparaison, il faut mettre 10 centimètres cubes de chacune des solutions dans deux éprouvettes d'égales dimensions, puis on ajoute du chloroforme à la solution type, jusqu'à ce qu'elle ait exactement la même intensité de coloration que la solution à titrer. Un calcul très simple donnera la quantité approximative d'indigo contenue dans les 10 centimètres cubes d'urine en expérience.

J'ai obtenu, le plus souvent, d'aussi bons résultats en comparant simplement la solution chloroformique de la recherche qualitative avec la solution type; il suffit alors de mesurer exactement l'urine et les réactifs.

Physiologie et pathologie. — L'albumine subit, dans le tube digestif, toute une série de transformations, soit par l'action des ferments solubles, soit par l'action des ferments organisés; il en résulte un certain nombre de produits de décomposition, destinés à être rejetés hors de l'organisme par l'urine et par les fèces. Parmi ces produits, un des principaux est l'indol (substance mère de l'indigo, identique à celle qu'on retrouve dans l'*isatis tinctoria*); par oxydation, il se transforme en indoxyle, qui s'allie à l'acide sulfurique pour former ce qu'on appelle un éther sulfoconjugué; et c'est sous forme d'indoxylsulfate de potasse ($C^8 H^6 KAzSO^4$) qu'il est éliminé par l'urine. On lui donne le nom d'indican (appelé autrefois, par Heller, uroxanthine).

On a remarqué que c'est surtout la décomposition de l'albumine par les micro-organismes qui donne la plus forte quantité d'indol; et l'on peut empêcher, en grande partie, la formation de cette substance, en introduisant dans le tube digestif des désinfectants, tels que : l'essence de térébenthine, le calomel et surtout le salol. J'ai souvent observé que les individus qui manquaient totalement d'acide chlorhydrique dans le suc gastrique avaient toujours une grande quantité d'indican dans l'urine et qu'il suffisait de leur donner, pendant quelque temps, une certaine dose de cet acide chlorhydrique avec leurs repas, pour voir l'indican diminuer rapidement ; ce qui démontre bien l'action désinfectante de l'acide chlorhydrique.

Avec une nourriture mixte, on retrouve toujours dans l'urine des traces d'indican, traces qui augmentent notablement avec une nourriture principalement composée de viande. L'urine des habitants des pays chauds en contient toujours beaucoup (Lawson).

Chez l'individu en bonne santé et se nourrissant d'une manière normale, un litre d'urine contient en moyenne 6 à 7 milligrammes d'indigo; mais cette quantité s'accroît très rapidement lorsque les fonctions digestives de l'intestin sont altérées. Un simple catarrhe intestinal peut déjà doubler et même tripler cette proportion, qui augmente très fortement dans les affections plus graves.

Ainsi, Jaffé en a trouvé 99 milligr. 0/00 dans un cas d'*étranglement de l'intestin grêle*, tandis qu'il n'est pas augmenté dans la coprostase du gros intestin.

Nous avons donc, dans ce fait, un excellent moyen de

diagnostic différentiel. Il y a encore augmentation dans la *péritonite*, le *choléra*, les *affections cancéreuses* et tuberculeuses du tube digestif, dans les maladies consomptives, la *phtisie*, les *lymphômes multiples*, les *tumeurs*, probablement à cause de l'affaiblissement des sucs digestifs.

Il n'est pas augmenté dans l'ulcère rond, ce qui est encore une preuve de l'action de l'acide chlorhydrique sur les micro-organismes et ce qui pourra servir à établir le diagnostic différentiel entre l'ulcère et le carcinome.

En résumé, la recherche de l'indican dans l'urine nous donnera d'utiles renseignements sur la manière dont s'accomplit l'acte de la digestion intestinale, spécialement dans l'intestin grêle.

PHÉNOL, ACIDE PHÉNOSULFURIQUE

Recherche qualitative et quantitative. — On distille 300 centimètres cubes d'urine avec 15 centimètres cubes d'acide sulfurique concentré; la distillation est arrêtée quand on a obtenu 200 centimètres cubes de liquide; celui-ci est mélangé avec de l'eau bromée, jusqu'à ce que le liquide prenne une coloration jaune persistante. Il se forme un précipité cristallin jaune, de tribromphénol. Après avoir laissé reposer le liquide pendant deux ou trois jours, il est filtré au travers d'un filtre, dont le poids a été fixé auparavant; le précipité est lavé avec un peu d'eau de brome et desséché sous une cloche à acide sulfurique et dans l'obscurité. 1 gramme de tribromphénol correspond à 0,284 de phénol (acide phénique).

Physiologie et pathologie. — Le phénol passe dans l'urine sous forme de phénolsulfate de potasse. Il se forme dans l'intestin à peu près sous les mêmes influences que l'indol.

Comme ce dernier, il augmente chaque fois qu'il y a

un obstacle au libre cours des matières dans l'intestin grêle. Il diminue aussi sous l'influence des antiseptiques (surtout du calomel). En outre, il est probable que la tyrosine, qui se forme pendant la digestion pancréatique des albuminoïdes, entre pour une grande part dans sa formation. D'après Brieger, l'homme, avec un régime mixte, élimine, dans les vingt-quatre heures, environ 0,003 à 0,028 de phénol.

Une autre partie du phénol est oxydée dans l'organisme et se trouve dans l'urine sous forme de *pyrocatéchine* (acide sulfopyrocatéchique) et d'*hydroquinone* (isomère du précédent, acide sulfohydroquinonique).

Ce sont surtout ces deux substances qui produisent, dans les cas d'empoisonnement par l'acide phénique, la coloration brun verdâtre de l'urine, coloration qui augmente d'intensité lorsqu'on expose le liquide au contact de l'air.

SCATOL, ACIDE SCATOXYLSULFURIQUE

Recherche qualitative. — Lorsqu'on fait la recherche de l'indican, telle qu'elle est indiquée à la page 92, on voit très souvent qu'après avoir agité le liquide avec le chloroforme, la couche aqueuse reste colorée en rose, tirant légèrement sur le violet.

Cette coloration est due au scatol.

Physiologie et pathologie. — Le scatol se forme encore dans les mêmes conditions que l'indol et le phénol, c'est-à-dire sous l'influence de la décomposition de l'albumine par les micro-organismes.

Brieger prétend que l'indol se forme surtout dans les affections de l'intestin grêle, et le scatol dans les affections du gros intestin.

CRÉSOL. ACIDE CRÉSOLSULFURIQUE

Il se forme en petite quantité à côté du phénol et dans les mêmes conditions, mais il n'a aucun intérêt clinique jusqu'à présent.

Remarque. — Ces différentes substances formées dans l'intestin (indol, phénol, scatol et crésol) sont en très grande partie éliminées par les matières fécales, auxquelles elles contribuent à donner leur odeur spéciale. Pour être excrétées par l'urine, nous avons vu qu'elles devaient s'allier à l'acide sulfurique, et que cette combinaison se faisait très probablement dans le foie. Sous cette forme d'éther sulfoconjugué (ou acide sulfoconjugué), ils n'ont plus ni odeur, ni propriétés toxiques.

La recherche et le dosage de ces différents corps en particulier peut être quelquefois utile, par exemple le dosage du phénol dans un empoisonnement par l'acide phénique; mais, en général, il suffit de fixer le rapport qui existe entre les sulfates préformés et les sulfates conjugués (voir p. 48).

DIAZORÉACTION

En dehors de ces différentes combinaisons, certaines urines (et surtout les urines fébriles) contiennent des substances de la série aromatique, qui sont encore inconnues, mais qu'on peut déceler au moyen du réactif d'Ehrlich. Cette réaction, un peu empirique, n'a pas une grande valeur, puisque nous ne connaissons pas encore suffisamment les corps qui la provoquent, quoiqu'elle puisse être utile dans certains cas.

Préparation du réactif d'Ehrlich.

Solution n° 1.

Acide sulfanilique.....	1 gramme.
Acide chlorhydrique...	10 centimètres cubes.
Eau distillée..........	200 —

faire dissoudre.

Solution n° 2.

Nitrite de soude........	0 gr. 5
Eau distillée............	100 centimètres cubes.

faire dissoudre.

Pour effectuer la réaction, on prend 10 centimètres cubes de la solution n° 1 et cinq ou six gouttes de la solution n° 2; on ajoute 10 centimètres cubes de l'urine à examiner et environ 3 centimètres cubes d'ammoniaque liquide (ou quantité suffisante pour neutraliser).

Le mélange, agité fortement, se colore en rouge carmin plus ou moins foncé, suivant les cas. En laissant reposer le liquide pendant douze ou vingt-quatre heures, il se forme un précipité dont la coloration varie du vert foncé au violet.

Cette réaction se produit surtout avec les urines fébriles et la coloration peut être plus ou moins rouge.

Fièvre typhoïde. — Elle est constante dans les formes graves de la fièvre typhoïde et elle apparaît après la première semaine; mais elle peut manquer dans les cas bénins. Elle diminue d'intensité à mesure que l'état du malade s'améliore. On ne l'a jamais observée dans la méningite cérébro-spinale, fait qui pourra servir au diagnostic différentiel entre ces deux maladies.

Dans la *tuberculose miliaire aiguë*, la réaction d'Ehrlich est très intense, tandis que, dans la tuberculose pulmonaire ordinaire, elle apparaît assez tard, et augmente d'intensité avec l'aggravation de la maladie.

Dans les *infections puerpérales*, elle apparaît très rapidement; elle peut même se montrer avant la fièvre et dans les cas très bénins. Il y a donc un certain intérêt à la rechercher, alors, afin de s'assurer si la désinfection est bien faite.

Dans les *suppurations* latentes, on la trouve presque toujours.

On l'obtient encore dans les cardiopathies, les tumeurs de la rate, la rougeole ; par contre, on ne l'observe pas dans la pneumonie, la scarlatine (différence d'avec la rougeole), l'érysipèle, la grippe, etc.

MÉLANINE

Recherche qualitative. — Le plus souvent dans la mélanurie, l'urine sort de la vessie claire et peu colorée; mais, par l'exposition à l'air, elle devient rapidement plus foncée et peut prendre une teinte brun noirâtre. On obtient instantanément cette coloration en ajoutant à l'urine quelques centimètres cubes d'une solution d'acide chromique à 1 0/0.

D'après Zeller, l'eau bromée est le réactif le plus sensible; ajoutée à l'urine, elle produit un précipité jaunâtre, qui se colore peu à peu en noir.

Physiologie et pathologie. — La mélanine est encore peu connue, quant à sa nature et à son mode de formation. On la trouve, en général, chez les individus atteints de tumeurs mélaniques, et surtout dans le carcinome mélanique du foie. Cependant elle apparaît encore dans l'urine dans d'autres cas, et sa présence ne suffit pas pour diagnostiquer ces sortes de tumeurs.

LEUCINE ET TYROSINE

Ces deux corps se forment dans l'intestin par l'action du suc pancréatique sur l'albumine.

La décomposition des albuminoïdes, par les micro-organismes paraît aussi en produire une certaine quantité.

Ces deux substances apparaissent très rarement dans l'urine, et le plus souvent à la suite de l'atrophie jaune aiguë du foie ; cependant, même dans ces cas, elle peut manquer ; et, jusqu'à présent, leur recherche n'a aucune importance pour la clinique.

CYSTINE

Recherche qualitative. — Lorsque l'urine contient une assez forte proportion de cystine, celle-ci peut se trouver dans le sédiment sous forme de cristaux très caractéristiques (voir p. 107). On peut hâter la formation de ces cristaux en ajoutant à l'urine environ le dixième de son volume d'acide acétique ; après vingt-quatre heures, on examine le sédiment au microscope.

Méthode de Stadhagen. — La méthode décrite par Stadhagen est plus sensible ; on arrive par elle à trouver de très petites quantités de cystine (0,01 0/0).

On prend 100 centimètres cubes d'urine à laquelle on ajoute 70 centimètres cubes de lessive de soude à 10 0/0 et environ 5 ou 6 centimètres cubes de chlorure de benzoyle, ce mélange est agité fortement et à plusieurs reprises. Le précipité cristallin qui se forme est constitué en partie par des combinaisons benzoylées de ptomaïnes (diamines). Le liquide filtré est ensuite fortement acidifié par l'acide sulfurique, puis agité à nouveau avec un mélange d'éther et d'alcool, qui s'empare de la cystine benzoylée. Cette solution éthéro-alcoolique, séparée et évaporée à une douce chaleur, laisse comme résidu la cystine benzoylée et un peu d'acide benzoïque. On reprend ce résidu par quelques gouttes de lessive de soude ; on étend un peu ce liquide, auquel on ajoute quelques gouttes d'une solution d'acétate de plomb à 10 0/0, et on chauffe le tout pendant un certain temps. La cystine se décompose peu à peu et le soufre qu'elle contient forme un sulfure de plomb, qui colore le précipité en noir. Cette coloration noire commence à se former sur les bords du liquide.

Physiologie et pathologie. — La cystine est un composé sulfuré, provenant très probablement de la décomposition des albuminoïdes. Elle cristallise en tables hexagonales incolores; elle est insoluble dans l'eau, très soluble dans l'ammoniaque et les alcalins.

Jusqu'à ces derniers temps, on ignorait son origine et l'on décrivait la cystinurie, soit comme une maladie héréditaire soit comme accompagnant souvent le rhumatisme.

La cystinurie est, du reste, assez rare, mais la cystine peut former de petits calculs ronds, translucides, jaune ambré, muriformes (voir p. 222).

Brieger, Stadhagen et Udransky prétendent que, dans tous les cas de cystinurie qu'ils ont observés, ils ont toujours trouvé, à côté de la cystine, une forte proportion de deux ptomaïnes, à savoir: la cadaverine (pentaméthylène diamine) et la putrescine (tétramethylène diamine), et ils admettent que la cystine et les ptomaïnes qui l'accompagnent sont formées dans l'intestin, sous l'influence de micro-organismes spéciaux. D'après eux, la cystinurie serait une maladie infectieuse.

RECHERCHE DE QUELQUES SUBSTANCES MÉDICAMENTEUSES

Mercure.

Procédé d'Almén. — On prend 200 ou 300 centimètres cubes d'urine additionnée de 8 à 10 0/0 d'acide chlorhydrique; après y avoir introduit un très fin fil de cuivre bien décapé, plongé auparavant dans un peu d'acide chlorhydrique, on chauffe le tout pendant une heure et demi au bain-marie. Le fil est alors retiré, lavé d'abord avec une légère solution de soude caustique (pour enlever l'acide urique qui pourrait adhérer au fil), puis avec un peu d'eau distillée. On le sèche, autant que possible, sur du papier à filtrer, et on l'introduit, après l'avoir roulé, dans un tube de verre qu'on ferme à la lampe.

La partie où se trouve le fil est chauffée sur une très petite flamme ; le mercure se volatilise et va se condenser à l'autre bout du tube, en gouttelettes microscopiques, qu'on reconnaît facilement soit à l'œil nu, soit à la loupe.

Le procédé que nous allons décrire plus loin est d'une sensibilité extrême, puisqu'il permet de retrouver une partie de mercure dans 10 millions de parties d'urine. Il faut, dans cette recherche, n'employer que des réactifs absolument purs (principalement l'acide chlorhydrique). On prend 300 centimètres cubes d'urine, qu'on additionne d'environ 20 centimètres cubes de solution de soude caustique à 10 0/0 et d'une forte pointe de couteau de glucose ou de miel ; le tout est porté à l'ébullition pendant quatre ou cinq minutes. Le mercure est précipité avec les phosphates terreux. Après avoir laissé ce précipité se déposer le liquide est décanté avec précaution et le dépôt redissous dans 2 ou 3 centimètres cubes d'acide chlorhydrique. On étend avec 15 ou 20 centimètres cubes d'eau et on introduit dans ce liquide un fil de laiton, en chauffant au bain-marie, puis on continue la recherche comme il est dit plus haut.

Absorption et élimination du mercure. — Welander a retrouvé le mercure dans l'urine quatre heures après l'ingestion de 0,60 de calomel, et pendant dix-huit jours il put encore en retrouver des traces.

Lorsque le mercure est appliqué en frictions, on le retrouve régulièrement dans l'urine un jour après, et il augmente très rapidement.

La diffusibilité de ce métal est telle que le même auteur l'a retrouvé dans l'urine d'un malade qui couchait à côté d'un individu soumis à des frictions mercurielles. L'élimination du mercure introduit dans la circulation se fait en grande partie par l'urine. On en rencontre très rarement dans la salive, et toujours alors il y a de la stomatite mercurielle.

Les feces contiennent aussi une forte proportion de mercure, surtout quand on a administré un de ses composés insolubles. Welander a retrouvé ce métal dans le lait d'une nourrice soumise à un traitement mercuriel et, quelques jours après, il en découvrait dans l'urine du nourrisson.

L'élimination du mercure dure très longtemps. En général, on en retrouve encore dans l'urine quatre ou six mois après la cessation du traitement, et il n'est même pas rare d'en constater encore la présence après douze mois.

Iodoforme, iodol, iodures.

Lorsque l'urine contient une certaine quantité d'iode, par exemple après l'ingestion d'iodure de potassium, il suffit de l'acidifier fortement avec de l'acide nitrique ordinaire (jaune) et d'y tremper un morceau de papier amidonné, qui bleuit par la formation de l'iodure d'amidon.

Pour rechercher de très petites quantités d'iode, on ajoute à l'urine un peu d'eau de chlore ou d'acide nitrique fumant, puis on agite avec du chloroforme, qui s'empare de l'iode, en prenant une coloration rouge-carmin.

Bromures.

La recherche du brome s'effectue de la même façon que celle de l'iode; le chloroforme se colore, dans ce cas, en jaune.

Quinine.

Alcaliniser environ 500 centimètres cubes d'urine avec de la potasse caustique et agiter avec 50 ou 60 centimètres cubes d'éther, pendant environ cinq minutes. La quinine, précipitée par la potasse, est ainsi redissoute dans l'éther ce dernier est séparé et évaporé; puis le résidu est repris par une goutte d'acide chlorhydrique et quelques centimètres cubes d'eau. Si l'on ajoute à cette solution un peu d'eau de chlore et de l'ammoniaque, on obtient une belle coloration verte.

Santonine, acide chrysophanique.

En ajoutant à l'urine de l'ammoniaque ou un peu de lessive de soude, on obtient une belle coloration rouge, qui passe assez rapidement quand elle est due à la santonine, mais qui est plus persistante lorsqu'elle est produite par l'acide chrysophanique (*rhubarbe, senné*).

En précipitant, par l'eau de baryte, une urine contenant les principes de la *rhubarbe* et du *senné*, il se forme un précipité coloré en rouge, et, si on filtre, le liquide qui passe est incolore ou jaunâtre, tandis que c'est le contraire qu'on observe lorsque l'urine contient de la *santonine;* le précipité est alors blanc et le liquide filtré est coloré en rouge.

Acide salicylique, salicylates, salol.

Après l'absorption d'une dose moyenne (2 ou 3 grammes d'un composé d'acide salicylique, l'urine en renferme, au bout d'une demi-heure ou d'une heure, une quantité suffisante pour donner d'une façon très nette la réaction suivante : l'urine étant acidifiée par quelques gouttes d'acide chlorhydrique, on en laisse tomber une ou deux gouttes sur un morceau de papier à filtrer; puis, à proximité, on place une goutte de solution de perchlorure de fer, de manière que les deux liquides viennent en contact; à cet endroit, il se formera une forte ligne de démarcation bleuâtre.

Pour rechercher des traces de ce médicament, il faut aciduler environ 100 centimètres cubes d'urine avec huit ou dix gouttes d'acide chlorhydrique, agiter avec 20 ou 30 centimètres cubes d'éther, séparer et évaporer celui-ci, reprendre le résidu par un peu d'eau et introduire dans cette dernière solution une goutte de perchlorure de fer, qui donnera une superbe coloration violette en présence de l'acide salicylique.

Antipyrine.

Une ou deux gouttes de solution de perchlorure de fer, introduites directement dans l'urine, y produisent une coloration rouge plus ou moins foncée ou tirant sur le brun.

Antifébrine.

On fait bouillir pendant trois ou quatre minutes environ 20 centimètres cubes d'urine avec 4 ou 5 centimètres cubes d'acide chlorhydrique concentré; le liquide refroidi est mélangé avec 4 ou 5 centimètres cubes d'une solution d'acide phénique à 3 0/0 et quelques gouttes d'une solution à 1 0/0 d'acide chromique. Il se forme une coloration rouge du liquide, qui devient bleu en l'alcalinisant par l'ammoniaque.

Phénacétine.

L'urine fortement acidifiée par l'acide chlorhydrique est chauffée; après refroidissement, on ajoute une ou deux gouttes d'une solution de perchlorure de fer, qui produit une coloration brun-rouge.

Naphtaline.

L'urine fraîche, additionnée de quelques gouttes d'ammoniaque ou de soude caustique, donne une jolie fluorescence bleue, qui se voit surtout bien quand on dilue le liquide.

Si l'urine a séjourné pendant deux ou cinq jours à l'air libre, elle donnera une coloration rouge clair, lorsqu'on la mélangera avec partie égale d'acide acétique glacial.

CALCULS, CONCRÉTIONS ET SÉDIMENTS

Il est bien rare de rencontrer des calculs composés d'une seule substance; cela se voit cependant quelquefois, surtout lorsqu'ils sont formés dans les bassinets mêmes du rein, comme les calculs de cystine ou le sable urinaire, qui est de l'acide urique presque pur.

Mais, en général, tous les calculs qui prennent naissance et séjournent dans la vessie sont composés de plusieurs substances faisant partie normalement de l'urine, et principalement d'acide urique, de phosphates, de carbonates, d'oxalates etc. L'aspect de ces concrétions peut changer suivant la prédomicence de telle ou telle de ces substances; ainsi, plus elles contiendront d'acide urique et plus leur coloration sera brunâtre, tandis que les phosphates donnent des calculs blancs grisâtres. C'est pour ce motif qu'il est nécessaire de suivre une méthode, si l'on veut se renseigner sur la composition chimique de ces concrétions ou sédiments.

Recherche qualitative. — On commence par broyer finement une petite quantité de la substance à examiner; on l'introduit alors dans une éprouvette, avec 2 ou 3 centimètres cubes d'une solution de potasse caustique à 10 0/0; on chauffe légèrement pour aider à la dissolution et on filtre. Une partie du liquide filtré est acidifiée par quelques gouttes d'acide chlorhydrique.

Acide urique. — Si la substance contient de l'*acide urique,* ce dernier se dépose par refroidissement, et on reconnît très facilement ses cristaux caractéristiques à l'aide du microscope (fig. 15).

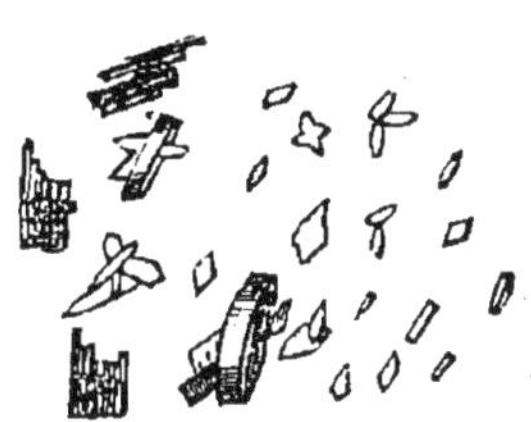

Fig. 15. — Acide urique.

Pour contrôler le résultat de cette recherche, on peut faire la réaction du muréxide. Pour cela, on place dans une capsule une petite particule de la substance qu'on humecte ensuite avec une goutte d'acide nitrique concentré. On évapore avec précaution jusqu'à siccité ; le résidu rougeâtre est touché avec une baguette de verre trempée dans une solution de potasse caustique ; il se forme aussitôt au point de contact une belle coloration violette, tandis qu'en touchant avec de l'ammoniaque, la coloration est d'un rouge carmin.

Cystine. — Une autre partie de la solution primitive est additionnée de deux à trois gouttes d'une solution d'acétate de plomb à 10 0/0 ; le mélange est chauffé pendant quelques minutes, soit sur un feu libre, soit au bain-marie. Un précipité noir, qui commence à se former au niveau du liquide et contre les parois de l'éprouvette, indique la *cystine* (la cystine, sous l'influence de la chaleur et de la potasse caustique, se décompose, et le soufre qu'elle contient forme un sulfure de plomb noir). Comme contrôle, on dissoudra un peu de la substance dans de l'ammoniaque ; une goutte de cette dissolution sera placée sur un porte-objet, où on la laissera évaporer, à l'air libre. Au microscope, on trouvera les cristaux en tables hexagonales de la cystine (fig. 16).

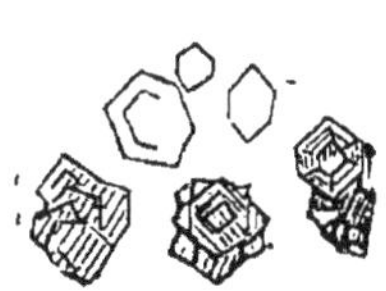

Fig. 16. — Cystine.

Ces calculs sont muriformes, translucides, assez comparables à de l'ambre.

La *Xanthine* (très rare) ne donne pas de précipité de sulfure de plomb; mais sa dissolution ammoniacale, évaporée comme plus haut, donne des cristaux en forme de pierre à aiguiser.

Les calculs de xanthine sont bruns et opaques.

Carbonates,phosphates.— Une nouvelle quantité du calcul pulvérisé est introduite dans une éprouvette avec huit ou dix gouttes d'acide acétique concentré; un dégagement de gaz indique qu'on est en présence de carbonates.

On ajoute alors 5 ou 6 centimètres cubes d'eau distillée et on chauffe puis on filtre et on divise ce liquide en deux parties: dans l'une, on ajoute de l'oxalate d'ammoniaque (solution à 50/0); en présence de la chaux, il y reformera un précipité blanc d'oxalate de chaux. L'autre partie du liquide est fortement alcalinisée par l'ammoniaque; un précipité blanc décèlera les *phosphates terreux* (Ca, Mg); une goutte du liquide où nage le précipité examinée au microscope, laissera voir de jolis cristaux rayonnés (fig. 17).

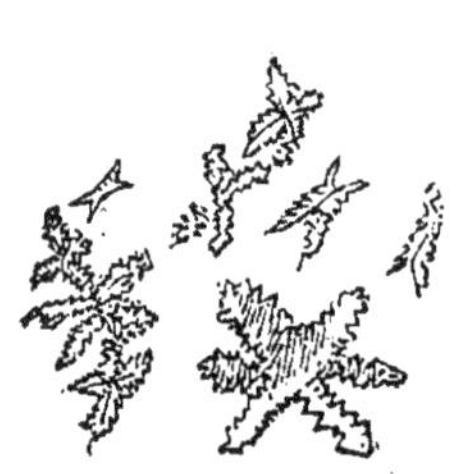

Fig. 17.— Phosphate ammoniaco-magnésien.

On filtre ce liquide et on y ajoute quelques gouttes de la mixture magnésienne (voir p. 39), qui précipitera, sous la même forme, les *phosphates alcalins* (Na, K. NH^3).

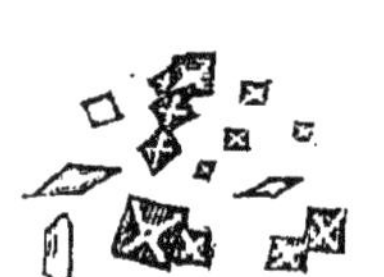

Fig. 18.— Oxalate de chaux.

Oxalates. — Il reste à examiner les calculs d'oxalate de chaux (rares), insolubles dans l'acide acétique. Dans les sédiments urinaires, on reconnaîtra facilement les cristaux octaédriques d'oxalatate de chaux, en forme d'enveloppe de lettre et fortement réfringents (fig. 18).

Le résidu, insoluble dans l'acide acétique (lors de l'opération précédente), est fortement chauffé sur un couvercle de porcelaine. Lorsque la carbonisation est complète, on laisse refroidir et on humecte avec une goutte d'acide acétique. Si le calcul contient des oxalates, on aura un dégagement de gaz (les oxalates ayant été transformés par la chaleur en carbonates).

ANALYSE DE QUELQUES LIQUIDES KYSTIQUES

D'une manière générale, on peut dire que l'analyse chimique du contenu des différents kystes ne donne pas de résultats assez probants pour établir un diagnostic ou différencier les productions kystiques. La composition de ces liquides est, en effet, très variable; l'albumine, par exemple, peut y être contenue en plus ou moins grande proportion et ses dérivés ou ses produits de transformation, tels que la paralbumine (*metalbumine, pseudomucine*), sur lesquels on a voulu se baser pour distinguer les différents kystes de l'ovaire, ne sont pas encore assez connues pour permettre une classification. La couleur de ces liquides peut être très variable; elle va du brun foncé au jaune clair. Les colorations foncées sont toujours dues à la substance colorante du sang, décomposée, et quelquefois à une petite quantité d'indican. La cholestérine à la propriété de leur communiquer une couleur jaune verdâtre, à reflets irisés; elle peut quelquefois s'y rencontrer en quantité si considérable qu'elle forme alors une bouillie épaisse.

La réaction est neutre ou alcaline et, en général, tous ces liquides contiennent de l'albumine, des sels, représentés surtout par le chlorure de sodium, et une très petite quantité de phosphates; rarement on y trouve une faible proportion d'urée et d'acide urique. Quelques-uns contiennent des substances spéciales que nous étudierons avec chaque liquide kystique en particulier.

Albumine. — L'albumine se recherchera et se dosera comme il est indiqué aux pages 70 et 73. Si le liquide en contient une forte quantité, on le diluera avec neuf fois son volume d'eau.

Chlorures. — Pour le chlorure de sodium, on se servira de la méthode décrite à la page 32.

Phosphates. — Pour les phosphates, on se servira des procédés mentionnés aux pages 39 et 41.

Urée. — Pour l'urée et l'acide urique, dont la quantité est en général très minime, il est nécessaire de réduire le liquide. par évaporation, jusqu'à un volume dix ou vingt fois moindre; puis on procède à la titration d'après les méthodes décrites aux pages 14 à 18.

KYSTES PAROVARIQUES

Le liquide est clair, mobile, légèrement opalescent; le poids spécifique varie entre 1,002 et 1,008.

Il est surtout riche en chlorure de sodium. Il renferme de l'albumine et le plus souvent, de la paralbumine (metalbumine, pseudomucine). Pour rechercher cette dernière substance, on porte à l'ébullition 50 ou 100 centimètres cubes de liquide, on ajoute alors trois ou quatre gouttes d'acide acétique, de manière que le liquide ait une réaction franchement acide. Le liquide est filtré; s'il renferme de la paralbumine, il présente une couleur opalescente et une consistance mucilagineuse. Ensuite on le mélange avec trois fois son volume d'alcool, le précipité floconneux qui se forme est recueilli sur un filtre et légèrement séché entre des feuilles de papier à filtrer, puis dissous de nouveau dans une petite quantité d'eau

La solution ainsi obtenue est filante et opalescente; elle donne les réactions suivantes :

1° L'ébullition provoque un trouble, mais pas de précipité;

2° L'acide acétique et le ferrocyanure de potasse (cinq à six gouttes de chacun) ne donnent pas de précipité, mais rendent la solution épaisse et filante, tout en la colorant en jaune ;

3° Un mélange de parties égales d'acide sulfurique concentré, d'acide acétique et de la solution de paralbumine, prend, après quelque temps, une jolie coloration violette;

4° Faire bouillir, pendant quelques minutes, 5 ou 6 centimètres cubes de la solution avec une ou deux gouttes d'acide chlorhydrique concentré ; neutraliser avec de la soude caustique et filtrer ; puis diluer avec cinq ou six fois son volume d'eau distillée et ajouter 4 ou 5 centimètres cubes de liqueur cupropotassique. En continuant à chauffer légèrement, il se produira un précipité rouge d'oxyde de cuivre. D'après Huppert, cette propriété réductrice serait caractéristique pour la paralbumine traitée par l'acide chlorhydrique.

Les liquides qui proviennent de l'*hydropisie du follicule de Graf* ou de certains *kystes uniloculaires* de l'ovaire ont la même apparence et à peu près la même composition.

KYSTES OVARIQUES

Liquide épais, filant, le plus souvent coloré en brun plus ou moins foncé ; densité très élevée (entre 1.015 et 1.030 et, même au delà). Il contient généralement une forte proportion de paralbumine.

CYSTOFIBROMES DE L'UTÉRUS

On trouve, dans l'intérieur de ces tumeurs, une faible quantité de liquide jaune-citron, rarement sanguinolent d'un poids spécifique moyen de 1.020. Très souvent, ce liquide se prend en masse gélatineuse lorsqu'il reste exposé à l'air libre.

KYSTES ÉCHINOCOQUES

Liquide clair, très fluide, incolore ou légérement opalescent ; densité très faible, entre 1.008 et 1.012, due surtout à la présence du chlorure de sodium ; il ne contient pas d'albumine ou seulement des traces de cette combinaison lors de la première ponction exploratrice ; mais on a remarqué qu'à la suite de ponctions répétées, le liquide pouvait devenir de plus en plus albumineux ; il est probable qu'il s'agit, dans ces cas, d'une réaction inflammatoire, produite par l'introduction de micro-organismes, sous l'influence desquels le même liquide peut devenir purulent. On a encore signalé dans ce liquide la présence de l'acide succinique, plus rarement celle de l'inosite et du glucose.

Acide succinique. — L'acide succinique se recherche de la façon suivante :

Évaporer, jusqu'à consistance sirupeuse, 2 ou 300 centimètres cubes du liquide ; acidifier le résidu par l'acide chlorhydrique et l'agiter avec un mélange, à parties égales, d'alcool absolu et d'éther ; séparer la couche d'éther qui surnage et l'évaporer ; reprendre le résidu cristallin par l'eau distillée chaude. Le perchlorure de fer donne, dans ce liquide filtré, un fort précipité floconneux, brun, de succinate de fer.

KYSTES DE LA CAVITÉ BUCCALE

Liquide épais, filant, opalescent, alcalin. Il peut y avoir un certain intérêt à s'assurer si ce kyste n'est pas le produit d'une glande salivaire, dont le canal excréteur est oblitéré. Pour cela, il n'y a qu'à mélanger quelques gouttes du liquide avec un peu d'empois d'amidon très dilué et à laisser digérer ce mélange pendant une ou deux heures, à une température de 37° ou 40°. Le liquide est ensuite filtré et, au moyen de la liqueur cupro-potassique (voir p. 53), on examine s'il y a eu formation de sucre, au quel cas la nature salivaire du liquide est démontrée. Dans le cas, contraire, il est très probable que nous sommes en presence d'un kyste ne contenant que du mucus.

Pour être certain qu'on a affaire à de la *mucine*, on chauffe le liquide avec une ou deux gouttes d'acide acétique ; il devient épais, gélatineux, sans former de précipité. L'acide nitrique n'en produit pas non plus. Avec l'alcool, il se coagule en une masse épaisse. Dilué avec de l'eau et traité par quelques gouttes d'acide acétique et de ferrocyanure de potasse, il ne provoque pas de précipité floconneux.

KYSTES DES REINS, HYDRONÉPHROSE

On pourrait s'attendre à trouver une certaine ressemblance entre la composition de ces liquides et celle de l'urine ; il n'en est rien. Ce n'est guère que dans les commencements de leur formation que leur contenu présente sensiblement la même composition.

Mais il prend peu à peu, à mesure que le kyste se développe, les caractères des autres liquides kystiques.

Nous avons eu l'occasion d'analyser des liquides provenant d'hydronéphrose, nous n'y avons pas retrouvé d'urée, ou seulement des quantités très minimes de cette substance.

En général, le poids spécifique est peu élevé (entre 1,005 et 1,018) ; la coloration, le plus souvent jaune clair, peut quelquefois ressembler à celle des kystes de l'ovaire et même être d'un brun chocolat.

Il faudra, lorsqu'on examine de tels liquides, s'appliquer à rechercher les principaux éléments normaux et anormaux contenus dans l'urine.

AUTRES LIQUIDES PATHOLOGIQUES

Les liquides provenant d'une cause inflammatoire (exsudats) ont en général un poids spécifique plus élevé que les liquides provenant d'une simple gêne circulatoire (transsudats).

D'après Reuss :

Dans la *pleurésie*, le poids spécifique est supérieur à 1,018.

Dans la *péritonite*, le poids spécifique est supérieur à 1,018.

Dans l'*hydrothorax*, le poids spécifique est inférieur à 1,015.

Dans l'*ascite*, le poids spécifique est inférieur à 1,012.

Dans l'*anasarque*, le poids spécifique est inférieur à 1,010.

Dans l'*hydrocéphalie*, le poids spécifique est inférieur à 1,008, 5.

POIDS spécifique	ALBUMINE pour 100	POIDS spécifique	ALBUMINE pour 100	POIDS spécifique	ALBUMINE pour 100
1.008	0.2	1.015	2.8	1.022	5.5
1.009	0.6	1.016	3.2	1.023	5.8
1.010	1	1.017	3.6	1.024	6.2
1.011	1.3	1.018	4	1.025	6.6
1.012	1.7	1.019	4.3	1.026	7
1.013	2.1	1.020	4.7	1.027	7.3
1.014	2.5	1.021	5.1	1.028	7.7

L'augmentation ou la diminution de la densité est, en grande partie, sous la dépendance de la plus ou moins forte proportion d'albumine, et Reuss a pu dresser le tableau ci-dessus pour fixer les relations qui existent entre le poids spécifique et la proportion centésimale d'albumine contenue dans les exsudats pathologiques.

LIQUIDE ASCITIQUE

Les affections cancéreuses ou inflammatoires du péritoine donnent des liquides contenant de 3 à 4,5 0/0 d'albumine; cette proportion augmente encore dans les cas de péritonite chronique, lorsque le liquide s'est pour ainsi dire concentré par résorption.

Une proportion d'albumine variant entre 0,5 et 1 0/0 indique plutôt un obstacle à la circulation porte, par cirrhose du foie, tandis qu'une proportion d'environ 2 0/0 parle plutôt en faveur d'une insuffisance cardiaque.

Les épanchements consécutifs au mal de Bright ne contiennent, ordinairement, que de très petites quantités d'albumine (0,3 à 0,5 0/0).

LIQUIDES PLEURAUX

Dans les cas de carcinose de la plèvre, le liquide présente un aspect hémorragique, et, d'après Quincke, il produit une forte réduction de la liqueur cupropotassique.

LIQUIDE AMNIOTIQUE. HYDRAMNIOS

Liquide jaune clair, légèrement opalescent, faiblement

alcalin; densité entre 1.007 et 1.010; très petite quantité d'albumine et d'urée ; 6 à 7 0/00 de chlorure de sodium ; il renferme en outre de l'allantoïne.

Allantoïne. — Pour rechercher l'allantoïne, on évapore, jusqu'à consistance sirupeuse, la plus grande quantité possible du liquide, légèrement acidifié par l'acide acétique. Cet extrait est repris avec cinq ou six fois son volume d'alcool chaud ; on filtre et on précipite par le nitrate de mercure.

Le précipité est recueilli sur un filtre, lavé, mélangé à une petite quantité d'eau et décomposé par l'hydrogène sulfuré ; on chauffe légèrement pour chasser l'excès d'hydrogène sulfuré. On filtre et neutralise par l'ammoniaque, puis on précipite de nouveau par une solution ammoniacale d'argent. Le précipité est décomposé, comme plus haut, par l'hydrogène sulfuré ; le liquide, séparé du précipité, contient l'allantoïne à l'état de pureté.

On en place alors quelques gouttes sur un porte-objet ; on laisse évaporer à l'air libre et on constate, au microscope, la formation de cristaux prismatiques, très réfringents.

ANALYSE DU CONTENU STOMACAL

Extraction du liquide stomacal. — Cette opération se fait au moyen d'une sonde stomacale à bout fermé et portant deux yeux alternant sur les côtés. Si le malade est très sensible, on peut anesthésier le pharynx et la base de la langue avec une solution de cocaïne au vingtième.

Au moment de l'introduction de la sonde dans l'œsophage, on recommande au patient de respirer fortement et de combattre l'envie de vomir par des mouvements de déglutition, qui feront pénétrer très rapidement la sonde dans l'estomac. Une fois qu'elle est arrivée dans cet organe, on invite le malade à faire des efforts comme s'il voulait aller à la selle, ou bien encore à tousser. Le malade apprend très vite quels sont les mouvements les plus favorables à l'expulsion du contenu stomacal.

Il arrive quelquefois que les yeux de la sonde se bouchent en s'appliquant contre la muqueuse stomacale; il suffit, pour parer à cet inconvénient, de faire subir à l'instrument un mouvement de torsion en le roulant entre les deux doigts.

Ce mouvement provoque, en même temps, les contractions de l'estomac, qui achèveront l'expulsion du liquide. Dans le même but, il est urgent de faire faire à la sonde, de temps en temps, de petits mouvements de va-et-vient, en l'enfonçant très avant dans l'estomac et en la retirant doucement.

Lorsqu'il ne sort plus de liquide, ce premier suc concentré est mesuré sans être filtré et mis à part; puis on introduit 300 centimètres cubes d'eau au moyen d'un injecteur ordinaire, dont on relie le bout à la sonde, par un petit ajutage en verre. Pendant cette opération, on fait pencher le malade à gauche et on lui fait faire, avec le torse et l'abdomen, quelques mouvements ayant pour but d'agiter le liquide dans l'estomac et de laver ainsi les parois de l'organe.

Ce second liquide est recueilli dans un vase spécial et mesuré.

Pendant que ces sucs sont encore tièdes, on note leur odeur et leur aspect (coloration, état des aliments, etc.), puis on les filtre séparément.

L'analyse du premier liquide nous renseignera sur la proportion des acides en pour cent; celle du second n'a d'autre but que de pouvoir fixer leur quantité totale dans l'estomac au moment de l'expérience.

Quand faut-il extraire le contenu stomacal?

Lorsqu'on examine un malade pour la première fois, il faut, avant d'employer les repas d'épreuve, se rendre compte de la manière dont fonctionne l'estomac sous l'influence du régime suivi jusqu'alors par le malade, régime qui peut être la cause principale des altérations des fonctions digestives. Nous aurons ainsi un point de comparaison pour juger des variations que nous observerons dans les liquides retirés après le repas d'épreuve. Il faut donc extraire le contenu stomacal trois heures après un repas ordinaire, faire des lavages de l'organe avec 100 ou 150 centimètres cubes d'eau à la fois, jusqu'à ce que le liquide ressorte clair. Ces eaux de lavage sont réunies et l'on procède à l'examen des deux liquides séparément, comme il est dit autre part.

Repas d'épreuve pour la recherche qualitative. — Quelques heures après, ou le lendemain de cette première opération, on donne au malade un petit morceau de pain ordinaire, un blanc d'œuf cuit, coupé menu et assaisonné d'un peu de poivre et de sel ; on lui recommande de bien mâcher cette nourriture et on lui fait boire, par petites portions, tout en mangeant, 200 centimètres cubes de thé léger et chaud, sans sucre, mais alcoolisé par 20 grammes de rhum ou de cognac. Après une heure et demie, le contenu stomacal est retiré par la sonde et l'estomac lavé avec 300 centimètres cubes d'eau.

Nous nous servons d'un repas combiné de cette façon, dans les cas où nous voulons surtout nous renseigner sur la présence ou l'absence d'acide chlorhydrique. En effet, une telle nourriture, après avoir séjourné plusieurs heures dans l'estomac, ne donnera pas trace de peptones sans la présence de l'acide chlorhydrique; et nous verrons plus loin que, par ce moyen, même des quantités minimes de cet acide ne peuvent nous échapper.

Repas pour la recherche quantitative. — Si l'examen du liquide retiré de l'estomac, lors du premier examen, a démontré la présence de l'acide chlorhydrique libre, nous procédons un peu autrement et nous donnons un repas composé d'un bifteck de 50 grammes, haché menu, d'un morceau de pain et d'un bol de bouillon bien chaud. L'extraction du liquide ne se fait alors que trois heures après et nous obtenons ainsi le maximum d'acide chlorhydrique et de pepsine capables d'être sécrétés par l'estomac.

De nombreuses expériences comparatives nous ont démontré que ce repas donnait en général, un tiers d'acide chlorhydrique de plus que le précédent. C'est donc celui-là qu'on donnera lorsqu'on voudra faire l'analyse quantitative du liquide gastrique. Il ne pourrait pas servir pour la recherche qualitative de l'acide, puisqu'il contient déjà des peptones, formés par la simple cuisson de la viande; nous nous adressons, dans ce cas, au premier repas décrit.

RECHERCHE QUALITATIVE DES ACIDES DU SUC GASTRIQUE

Le premier liquide extrait de l'estomac nous servira à cette recherche qualitative, qui portera sur l'*acide chlorhydrique*, l'*acide lactique* et les *acides volatils*, tels que l'*acide acétique* et l'*acide butyrique*. Ces deux derniers se reconnaissent suffisamment à leur odeur, même lorsqu'ils sont en proportion très minime, pour qu'il soit inutile d'employer d'autres moyens d'investigation.

Le papier de tournesol nous renseignera sur l'acidité générale.

Préparation des réactifs. — *Réactif de Günsburg.* — Dissoudre 1 gramme de phloroglucine et 2 grammes de vanilline dans 50 centimètres cubes d'alcool.

Réactif de Boas. — Dissoudre 5 grammes de résorcine sublimée, 3 grammes de sucre de canne dans 100 centimètres cubes d'alcool dilué.

Papier de tropéoline. — Tremper de petits morceaux de papier à filtrer dans une solution saturée à chaud de tropéoline 00 (ou orangé Poirrier n° 4) et les laisser sécher à l'air libre.

Réactif picrocitrique. — Dissoudre 1 gramme d'acide

picrique et 2 grammes d'acide citrique dans 100 centimètres cubes d'eau distillée.

Solution de perchlorure de fer au cinquième.

Remarque. — Après de très nombreux essais comparatifs, nous sommes arrivés à exclure tous les autres réactifs préparés avec les différentes couleurs d'aniline ; parmi ces dernières, la tropéoline seule a une certaine valeur ; les autres sont infidèles ou donnent des réactions incertaines.

Le réactif de Günsburg et celui de Boas ont à peu près la même valeur. Le premier semble être un peu plus sensible, mais la coloration rouge du second est plus brillante. Ils s'emploient tous deux de la même manière.

Marche de l'analyse. — *Recherche de l'acide chlorhydrique libre.* — On place dans le fond d'une petite capsule de porcelaine quatre ou cinq gouttes du liquide stomacal et deux ou trois gouttes du réactif de Günsburg (ou de Boas). Ce mélange est chauffé sur le feu nu, mais avec précaution et en agitant continuellement la capsule, pour éviter la carbonisation. Au moment où l'évaporation est complète, il se produit une belle coloration rouge, plus ou moins intense, suivant la proportion d'acide chlorhydrique *libre* contenue dans le suc gastrique. On peut hâter l'apparition de cette coloration en soufflant légèrement dans la capsule.

Lorsque le liquide ne contient pas d'acide chlorhydrique libre, la teinte du résidu est jaunâtre.

Appliqué de cette façon, ce réactif est très sensible et peut encore déceler de très faibles quantités d'acide chlorhydrique libre.

Si l'on n'a pas de capsule de porcelaine à sa disposition, on peut encore procéder de la façon suivante :

On trempe, dans le liquide à examiner, un petit morceau de papier à filtrer, puis on fait tomber, à sa surface, deux gouttes du réactif de Günsburg. Ce papier est tenu et agité constamment à une certaine distance d'une flamme quelconque. Au moment où le papier est complètement sec, la teinte rouge apparaît, en commençant par les bords. Il faut prendre de grandes précautions pour ne pas amener la carbonisation du papier avant que la couleur rouge ait apparu.

La réaction de Günsburg, obtenue de cette façon, est un peu moins sensible, mais elle l'est encore suffisamment pour les besoins de la clinique.

Le réactif de Boas s'applique de la même manière et donne la même coloration rouge.

Le papier de tropéoline peut servir à contrôler ces résultats ; on procède alors de la même façon que plus haut, c'est-à-dire qu'après avoir plongé ce papier dans le liquide, on le séchera sur la flamme d'un bec de gaz, en prenant les mêmes précautions que dans l'expérience précédente. Lorsque le papier est complètement sec, il arrive un moment où ses bords se colorent en violet intense sous l'influence de l'acide chlorhydrique libre. Quoique cette réaction soit assez sensible, nous lui préférons la précédente.

Lorsque ces réactifs ont donné des résultats négatifs, on ne peut pas cependant conclure à l'absence complète de l'acide chlorhydrique dans l'estomac. En effet, la réaction de Günsburg ne se produit qu'en présence de l'acide chlorhydrique *libre*; elle manque lorsque cet acide est à l'état de combinaison, cette dernière fut-elle même peu stable, comme cela arrive quand l'acide a été fixé par l'albumine (acidalbumine) pendant le travail de la digestion.

Recherche de l'acide chlorhydrique combiné. — Pour s'assurer de la présence de cet acide combiné à l'albumine, il faut employer le réactif picrocitrique de la façon suivante: 4 ou 5 centimètres cubes du liquide sont mélangés avec la même quantité du réactif; un précipité floconneux indique la présence des peptones. Ce précipité doit se redissoudre complètement par la chaleur ou lorsqu'on ajoute deux ou trois gouttes d'acide nitrique concentré. Nous avons vu plus haut que l'albumine ne pouvait se transformer en peptone qu'à l'aide de l'acide chlorhydrique, la pepsine seule n'ayant aucune action digestive.

Mais pour que cette réaction ait une réelle valeur, il faut prendre les précautions indiquées à la page 118, afin de ne pas introduire dans l'estomac des peptones avec le repas d'épreuve..

Conclusion. — 1° *La réaction de Günsburg nous apprend que le liquide examiné renferme encore de l'acide chlorhydrique libre ;*

2° *Et le précipité obtenu par le réactif picrocitrique nous indique qu'il y a eu, dans le cours de la digestion, une certaine quantité d'acide chlorhydrique sécrétée.*

Acide lactique. — La recherche de l'acide lactique est des plus simples. On mélange une goutte de la solution de perchlorure de fer avec 5 ou 6 centimètres cubes d'eau distillée, de manière que l'eau prenne une teinte jaune à peine perceptible.

On partage ce liquide en deux parties égales, dans deux tubes de même dimension, puis on introduit dans l'un des tubes 1 ou 2 centimètres cubes du liquide gastrique à examiner. Sous l'influence de l'acide lactique ou des lactates, il se produit une coloration jaune plus ou moins intense, allant du jaune-safran au jaune brun. En comparant les deux tubes, il est possible de percevoir les moindres changements de coloration.

Acides volatils. — L'odeur spéciale de ces acides volatils suffit déjà pour signaler leur présence.

Acide butyrique. — On peut encore reconnaître l'acide butyrique en ajoutant au liquide gastrique un peu d'alcool et quelques gouttes d'acide sulfurique concentré. en chauffant légèrement dans une éprouvette, il se dégage bientôt une très agréable odeur de fruits (fraise écrasée).

RECHERCHE QUANTITATIVE DES ACIDES DU SUC GASTRIQUE

La recherche quantitative des différents acides pouvant se rencontrer dans le liquide gastrique se fait au moyen des liqueurs titrées de soude ou de potasse. Nous allons donc commencer par décrire la manière de préparer ces liqueurs titrées, sans entrer dans des explications sur le principe de la méthode, que nous supposons connu de chacun. Du reste, une fois les liqueurs titrées préparées, leur emploi est d'une grande simplicité.

PRÉPARATION DES LIQUEURS ACIDIMÉTRIQUES

N° 1. **Solution normale d'acide oxalique.** — Cette solution ne sert qu'indirectement dans ces recherches quantitatives. C'est avec elle que nous pourrons fixer le titre des solutions suivantes. Pour la préparer, on pèse, avec la plus grande exactitude, 63 grammes d'acide oxalique, chimiquement pur et cristallisé, qu'on introduit ensuite dans un ballon jaugé de 1,000 centimètres cubes, rempli aux trois quarts environ d'eau distillée. La dissolution s'effectue en chauffant au bain-marie ; lorsqu'elle est complète, on ajoute de l'eau distillée, sans toutefois remplir le ballon, et l'on attend que le liquide soit refroidi (température moyenne entre 15 et 17°) pour parfaire la quantité du liquide et arriver jusqu'au trait de jauge. Les différentes couches sont mélangées avec soin et ce liquide est conservé dans un endroit sombre (règle générale pour assurer la conservation de toutes les liqueurs titrées). On inscrit sur l'étiquette de ce flacon : *solution normale d'acide oxalique*.

N° 2. **Solution normale de potasse caustique** — On pèse environ 65 grammes de potasse caustique fondue (la meilleure est la potasse en bâtons), qu'on introduit dans un ballon jaugé d'un litre et qu'on fait dissoudre dans environ 900 centimètres cubes d'eau distillée; le liquide s'échauffe un peu, et il faut attendre, comme dans l'opération précédente, son refroidissement, pour ajouter le reste de l'eau et le remplir jusqu'au trait de jauge. Une fois cette opération terminée, il faut établir le titre de cette solution, dont 10 centimètres cubes doivent saturer exactement 10 centimètres cubes de la solution précédente. On procède à cette vérification de la façon suivante : on place 10 centimètres cubes de la solution d'acide oxalique dans un petit vase, avec trois ou quatre gouttes de la solution indicatrice de phénolphtaléine v. p. 127; puis, au moyen de la burette de Mohr, la solution de potasse est introduite, en agitant continuellement le mélange avec une baguette de verre, jusqu'au moment précis où le liquide reste coloré en rouge. Ce changement de coloration s'observe avec beaucoup de netteté, et il suffit d'une goutte de solution de potasse, ajoutée en plus, pour amener cette belle coloration rouge. A ce moment, on note la quantité de centimètres cubes employés. Supposons que, dans notre cas, — où nous avons intentionnellement préparé une solution de potasse plus concentrée — il ait fallu 8 centimètres cubes de la solution de potasse caustique pour neutraliser les 10 centimètres cubes d'acide oxalique, nous voyons qu'il faudrait ajouter, à chaque quantité de 8 centimètres cubes de cette solution de potasse, 2 centimètres cubes d'eau distillée, pour que les deux solutions se saturassent exactement, ou bien encore qu'on devrait ajouter à chaque 100 centimètres cubes de la solution de potasse caustique, 25 centimètres cubes d'eau distillée.

Lorsqu'on a, de cette façon, corrigé la solution de potasse caustique, on peut vérifier de nouveau si 10 centimètres cubes sont bien exactement saturés par

10 centimètres cubes de solution normale d'acide oxalique. Cette vérification faite, la solution est conservée à l'abri de la lumière, dans un flacon bouché à l'émeri, dont l'étiquette portera :

Solution normale de potasse caustique.

Dont chaque centimètre cube = 0,0365 d'acide chlorhydrique.

Dont chaque centimètre cube = 0,09 d'acide lactique.

Dont chaque centimètre cube = 0,088 d'acide butyrique.

Dont chaque centimètre cube = 0,06 d'acide acétique.

Comme, en général, on doit opérer sur de petites quantités de liquide gastrique, et qu'en outre ce dernier ne renferme souvent que des proportions minimes d'acides, la liqueur précédente serait un peu trop concentrée, aussi, pour augmenter la précision des résultats on a l'habitude, dans la pratique, de la diluer en la rendant dix fois moins concentrée.

Solution n/10 de potasse caustique. — On prépare alors une *solution normale décime de potasse caustique*, en prenant 100 centimètres cubes de la solution normale de potasse caustique, telle que nous venons de la préparer, et en étendant cette solution avec de l'eau distillée jusqu'à 1,000 centimètres cubes.

1 centimètre cube de cette solution N. décime = 0,00365 d'*acide chlorhydrique.*

1 centimètre cube de cette solution N. décime = 0,009 d'*acide lactique.*

1 centimètre cube de cette solution N. décime = 0,0088 d'*acide butyrique.*

1 centimètre cube de cette solution N. décime = 0,06 d'*acide acétique.*

Cette solution n/10 sert à doser l'acidité totale du liquide gastrique et à titrer la solution suivante.

N° 3. **Solution d'acide chlorhydrique renfermant 1 0/0 d'acide chlorhydrique.** — On mesure 30 centimètres cubes d'acide chlorhydrique concentré, pur, d'une densité de 1.165, et on l'introduit dans un ballon jaugé d'un litre qu'on remplit, jusqu'au trait de jauge d'eau distillée; après avoir agité le mélange, on procède à la vérification du titre de la façon suivante: 27 c. c. 4 de la solution normale décime de potasse caustique (correspondant exactement, à 0,10 HCl), sont placés dans un vase, avec trois ou quatre gouttes de la solution de phénolphtaléine; puis la solution d'acide chlorhydrique est introduite dans ce mélange au moyen de la burette de Mohr et en agitant continuellement avec une baguette de verre, jusqu'à disparition de la couleur rouge du liquide. Si notre solution acide contenait exactement 1 0/0 d'acide chlorhydrique, il faudrait juste 10 centimètres cubes de cette solution pour saturer les 27 c. c. 4 de potasse caustique. Dans notre cas, cette proportion est supérieure à 1 0/0, c'est-à-dire qu'il n'a fallu que 8 c. c. 5 de solution chlorhydrique pour saturer les 27 c. c. 4 de solution *n*/10 de potasse; nous en concluons qu'il faut ajouter à chaque 8 c. c. 5 de la première solution 1 c. c. 5 d'eau distillée, soit 15 centimètres cubes pour 85 centimètres cubes.

Nous pourrions avoir le cas contraire, c'est-à-dire celui où notre solution contiendrait moins de 1 0/0 d'acide chlorhydrique; alors il faudrait ajouter une nouvelle quantité d'acide chlorhydrique concentré et recommencer la titration. Il est donc préférable d'ajouter, d'emblée, une quantité d'acide chlorhydrique suffisante pour dépasser un peu la proportion de 1 0/0; on évite ainsi la perte de temps causée par une manipulation nouvelle.

N° 4. **Solution de potasse caustique dont 10 centimètres cubes neutralisent exactement 1 centimètre cube de la solution acide précédente.** — Pour la préparer, on commence par faire une solution de potasse caustique, dont 10 centimètres cubes saturent exactement 10 centimètres cubes de la solution d'acide chlorhydrique à 1 0/0. Cela se fait en dissolvant environ 3 grammes de potasse caustique fondue dans 150 centimètres cubes. On place ensuite dans un vase 10 centimètres cubes de la solution d'acide chlorhydrique à 1 0/0 et deux ou trois gouttes de la solution de phénolphtaléine; au moyen de la burette de Mohr, on fait arriver la solution de potasse jusqu'à persistance de la couleur rouge. Comme dans les exemples précédents, on ajoutera une quantité d'eau suffisante pour que les deux liquides se saturent exactement. Ce résultat obtenu, on dilue la solution de potasse, en en prenant 100 centimètres cubes et en l'étendant avec de l'eau distillée jusqu'à un litre.

N° 5. **Solution indicatrice de phénolphtaléine.** — Faire dissoudre 1 gramme de phénolphtaléine dans 100 centimètres cubes d'alcool.

La phénolphtaléine a pour propriété de donner dans un milieu alcalin une belle coloration rouge, tandis que, dans les milieux acides, elle est incolore. Elle a le grand avantage de fournir, très brusquement, cette réaction colorée; la plus faible alcalinité d'un liquide la produit d'une manière intense. Aussi préférons-nous cette substance, comme indicateur, au tournesol dont le passage du rouge au bleu est parfois d'une netteté douteuse, surtout en présence de l'acide carbonique; toutefois, le tournesol peut aussi servir comme indicateur.

MARCHE DE L'ANALYSE QUANTITATIVE

Titration de l'acidité totale. — On verse dans un vase 10 centimètres cubes du premier liquide retiré de l'estomac; après avoir ajouté deux ou trois gouttes de la solution de phénolphtaléine (n° 5), la solution normale décime (n° 2) est introduite, goutte à goutte, au moyen d'une pipette graduée et en agitant continuellement jusqu'à coloration rouge du liquide.

Le nombre de centimètres cubes employés pour cette opération est soigneusement noté; il nous servira plus tard pour calculer la proportion des acides organiques.

Dosage de l'acide chlorhydrique. — Nous indiquons une méthode approximative et rapide dans le chapitre qui traite de la pepsine (p. 134).

Le dosage exact se fait en saturant les acides du liquide gastrique par le carbonate de baryum. Il se forme ainsi du chlorure de baryum et des sels organiques de baryum (surtout du lactate). Seul, le premier de ces sels ne se décompose pas par la chaleur, tandis que les sels organiques sont détruits. C'est sur ces faits que Sjoqvist (de Stockholm) a basé sa méthode, méthode que nous avons un peu modifiée, afin de la rendre plus facilement applicable aux recherches cliniques.

On opère avec une plus ou moins grande quantité de liquide, suivant la proportion d'acide qui y est contenue. Avec un peu de pratique, on arrive à juger, approximativement, quelle est cette proportion d'acide, en se basant sur l'intensité de la réaction de Günsburg ou sur le volume du précipité obtenu par l'acide picrique.

Carbonisation. — On introduit donc 10, 20 ou 30 centimètres cubes de liquide stomacal dans un creuset de porcelaine contenant déjà une pointe de couteau de carbonate de baryum pur (je me sers aussi avec avantage d'une capsule en nickel ou en argent). On chauffe doucement et, le liquide une fois complètement évaporé, on augmente progressivement la chaleur jusqu'à carbonisation complète du résidu. Après refroidissement, ce résidu est détaché avec précaution des parois et légèrement broyé. Ensuite on l'épuise par l'eau distillée bouillante, jusqu'à ce que tout le chlorure de baryum soit extrait de la masse charbonneuse.

L'opération est achevée lorsque le liquide qui traverse le filtre ne donne plus de précipité avec l'acide sulfurique; mais on ne doit procéder à ce contrôle qu'après avoir bien lavé le filtre à l'eau bouillante, pour ne pas perdre trop de substance.

Transformation en carbonate de baryum. — Le liquide filtré est précipité par 3 ou 4 centimètres cubes d'une solution concentrée de carbonate de sodium (1 : 3). Le précipité de carbonate de baryum, qui se forme, est recueilli sur un très petit filtre, et lavé, avec de l'eau distillée, jusqu'à ce que le liquide de lavage ne donne plus de réaction alcaline avec le papier de tournesol.

Redissolution dans 10 centimètres cubes d'acide chlorhydrique à 1 0/0. — Le filtre et le précipité sont alors introduits dans un ballon jaugé de 100 centimètres cubes, avec 10 centimètres cubes de la solution titrée d'acide chlorhydrique à 1 0/0 (Sol. n° 3). On agite violemment, de manière à désagréger complètement le filtre, et on remplit le ballon, jusqu'au trait de jauge, avec de l'eau distillée. Les différentes couches du liquide une fois bien mélangées, on filtre ; puis on prend 10 centimètres cubes de ce liquide filtré, qu'on introduit dans un petit vase.

Titration de l'excès d'acide chlorhydrique. — Après avoir ajouté trois ou quatre gouttes de solution de phénolphtaléine (n° 5), la solution correspondante de potasse caustique (sol. n° 4) est versée, goutte à goutte, avec la burette de Mohr ou une simple pipette graduée, jusqu'à persistance de la coloration rouge.

Nous retitrons ainsi l'acide chlorhydrique non saturé, et le nombre des centimètres cubes saturés (chaque centimètre cube contient 0,01 H Cl), indique immédiatement quelle est la quantité d'acide chlorhydrique contenue dans le volume du liquide gastrique évaporé et calciné.

Acides organiques. — Cette quantité connue, nous pouvons facilement calculer, en nous basant sur la titration de l'acidité totale, quelle est la proportion des acides organiques.

Un exemple fera rapidement comprendre quelles sont les opérations arithmétiques à effectuer.

Exemple. — Supposons que l'acidité totale de 10 centimètres cubes du suc gastrique à analyser ait exigé 5 c. c. 8 de solution $n/10$ de potasse caustique, et qu'après carbonisation de la même quantité de suc gastrique nous ayons trouvé 0,015 d'acide chlorhydrique. Nous savons que 1 centimètre cube de potasse caustique $n/10$, correspond à 0,00365 d'acide chlorhydrique; donc 0,015 de cet acide correspondront à x centimètres cubes de potasse $n/10$, d'où $x = \frac{0,015}{0,00365}$ soit 4 c. c. 1. Il reste donc pour les acides organiques 5 c. c. 8. — 4 c. c. 1. = 1 c. c. 7.

Ces acides organiques peuvent être calculés comme acide lactique, et nous savons, d'autre part, que chaque centimètre cube de solution $n/10$ de potasse équivaut à 0,009 d'acide lactique, d'où 1 c. c. 7. = 0,0153 de cet acide.

Dosage des acides dans le liquide de lavage. — On pourrait procéder aux mêmes opérations pour doser la quantité des acides contenus dans l'eau qui a servi à laver l'estomac; mais il suffit, en général, d'en fixer l'acidité totale; puis, au moyen des données précédentes, il est facile de calculer la proportion de ces acides. Reprenons notre exemple : l'acidité totale du suc concentré était de 5 c. c. 8, dont 4 c. c. 1 étaient fournis par l'acide chlorhydrique. L'eau de lavage nous donne une acidité totale de 2 c. c. 3, pour 10 centimètres cubes de liquide; nous aurons donc $\frac{4,1 \times 2,3}{5,8} = 1$ c. c. 8 pour l'acide chlorhydrique, et 2,3 — 1,8, soit 0 c. c. 5 pour l'acide lactique d'où $1,8 \times 0,00365 = 0,00657$ d'acide chlorhydrique et $0,5 \times 0,009 = 0,0045$ d'acide lactique dans 10 centimètres cubes d'eau de lavage.

Quantité totale des acides. — Nous avons ainsi toutes les données pour calculer la proportion, en pour cent, et la quantité totale de ces acides existants dans l'estomac au moment de l'expérience. Cette dernière quantité est surtout importante pour le diagnostic et le traitement comme nous le verrons plus loin.

Dans l'exemple qui nous a déjà servi, nous avons retiré de l'estomac 200 centimètres cubes de liquide, nous avons ensuite lavé l'organe avec 300 centimètres cubes d'eau; nous pouvons donc dire que le premier liquide, qui contenait 0,15 0/0 d'acide chlorhydrique et 0,153 0/0 d'acide lactique, donnait ainsi une quantité totale de 0,30 d'acide chlorhydrique et de 0,46 d'acide lactique. Pour le liquide de lavage, nous pouvons calculer une quantité totale de 0,197 d'acide chlorhydrique et de 0,135 d'acide lactique. En résumé, il y avait en poids dans l'estomac, au moment de l'expérience, 0,497 d'acide chlorhydrique et 0,595 d'acide lactique.

Dosage de l'acide chlorhydrique par pesée. — *Procédé de Jaksch.* — Après avoir extrait le chlorure de baryum de la masse charbonneuse, par l'eau distillée (voir plus haut), on peut précipiter cette solution par quelques gouttes d'acide sulfurique; tout le baryum se sépare à l'état de sulfate.

Ce précipité est recueilli sur un petit filtre de papier suédois bien lavé à l'eau distillée; puis le filtre et le précipité sont placés dans un creuset de platine et calcinés. Lorsque la calcination est complète, on laisse refroidir la masse et on ajoute une goutte d'acide sulfurique, qui est ensuite chassé en chauffant de nouveau le creuset au rouge. Cette dernière opération a pour but de retransformer en sulfate la petite quantité de sulfure qui a pu se former. On pèse après refroidissement. Un gramme de sulfate de baryum représente 0,3133 d'acide chlorhydrique.

Dosage des acides volatils. — Il est bien rare que cette recherche ait une importance pour la clinique. Si elle s'impose, on distille 100 centimètres cubes du liquide, jusqu'à ce que les trois quarts environ aient passé dans le récipient.

Cela fait, on en mesure 50 centimètres cubes, qu'on

titre avec la solution $n/10$ de potasse caustique.

Deux acides peuvent être en présence: l'*acide acétique* et l'*acide butyrique*; quoique le point d'ébullition de ce dernier soit à 160°, il en passe toujours une bonne partie dans la distillation.

L'odeur particulière à chacun de ces acides suffira pour les différencier.

Évaluation de la puissance digestive d'un liquide gastrique. — *Pepsine.* — Il n'existe pas encore de méthode pratique pour faire le dosage en poids de la pepsine; et, ce dosage fût-il possible, il n'aurait pas une très grande importance pour la clinique; en effet, nous verrons plus loin que la quantité de pepsine nécessaire à une bonne digestion est très minime, et que cette proportion ne manque pour ainsi dire jamais, même dans les estomacs les plus malades. Nous pouvons cependant nous rendre facilement compte de la puissance digestive d'un suc gastrique en lui faisant digérer de la fibrine ou de l'albumine cuite.

Préparation de la fibrine. — On bat vigoureusement le sang frais avec un balai de chiendent. La fibrine, qui se dépose, est séparée du reste du liquide et lavée à grande eau, pour la débarrasser *complètement* de la matière colorante du sang, ce qui se fait le mieux en la malaxant sous un filet d'eau. Lorsque la fibrine est suffisamment décolorée, on la coupe en très petits morceaux et on la met dans une solution d'acide chlorhydrique contenant environ 5 centimètres cubes d'acide du commerce pour 100 centimètres cubes.

Fibrine colorée. — Au bout de quelques heures, cette fibrine est devenue gélatineuse; après l'avoir séparée du liquide et l'avoir légèrement lavée, pour enlever le plus d'acide possible, on la plonge pendant vingt-quatre heures dans une solution de carmin, préparée en faisant dissoudre 0,25 de carmin pulvérisé dans 10 centimètres cubes d'ammoniaque liquide ; lorsque la dissolution est complète, on ajoute 100 centimètres cubes d'eau et on filtre. La fibrine est ainsi fortement et très uniformément colorée en rouge ; on enlève alors le liquide et on le remplace par de la glycérine qui la conservera indéfiniment.

Cette fibrine coloré ene cède sa couleur aux liquides digestifs qu'en se dissolvant elle-même. Ainsi, un suc gastrique qui ne renferme pas tous les éléments nécessaires à une digestion ne sera pas coloré, même si cette fibrine y a macéré pendant plusieurs heures. Avant de l'employer, il faudra la laver à l'eau, pour enlever la matière colorante dissoute dans le liquide conservateur. Grützner, qui a proposé cette méthode, faisait une échelle composée d'une série de flacons contenant des solutions de carmin de plus en plus foncées, et il comparait les flacons dans lesquels il faisait digérer la fibrine colorée. Nous nous sommes servi assez longtemps de ce procédé, et nous avons reconnu que l'importance des renseignements qu'il fournissait, ne compensait pas la perte de temps nécessitée par ces comparaisons. Il nous suffit de savoir si un liquide est capable de digestion et quelle est la rapidité de cette digestion. Ces renseignements nous sont fournis par l'intensité et la rapidité avec laquelle le liquide stomacal est coloré par la fibrine entrant en dissolution.

Albumine Colorée. — On peut remplacer la fibrine par de l'albumine, qu'on colore en se servant du même procédé.

Pour cela, quatre ou cinq blancs d'œufs sont introduits dans un petit flacon carré, avec 15 ou 20 centimètres cubes de la solution ammoniacale de carmin; le mélange est agité doucement, jusqu'à ce que la masse paraisse uniformément colorée, puis le flacon est plongé dans l'eau et chauffé jusqu'à solidification complète de l'albumine. On laisse refroidir et, après avoir cassé le flacon, on coupe le bloc d'albumine en tranches d'un centimètre carré et d'environ un millimètre d'épaisseur. Ainsi préparée, cette albumine a les mêmes propriétés que la fibrine colorée, mais elle met à peu près dix fois plus de temps pour se dissoudre que cette dernière.

Digestion à l'étuve. — Pour se rendre compte du pouvoir digestif d'un liquide gastrique, on prend trois flacons de la contenance de 15 centimètres cubes, dans chacun desquels on met 10 centimètres cubes de liquide gastrique. Ces flacons portent les n°s 1, 2 et 3, et sont placés dans une étuve chauffée à une température constante de 37° à 39°.

Lorsque le liquide a pris la température ambiante, on ajoute dans le flacon n° 1 un peu de fibrine colorée (gros comme un petit pois); dans le n° 2, la même quantité de fibrine, plus quatre gouttes d'acide chlorhydrique dilué (une partie d'acide chlorhydrique concentré, densité 1.165, deux parties d'eau distillée). Chaque goutte, introduite dans 10 centimètres cubes de liquide lui donne une proportion de 0,05 °/₀ d'acide chlorhydrique); puis dans le flacon n° 3 on introduit, outre la fibrine et les quatre gouttes d'acide, environ 0,05 de pepsine. Ce dernier flacon contient donc d'une manière certaine tout ce qu'il faut pour parfaire une digestion. Il nous servira de point de comparaison. Le tout est remis à l'étuve et, après cinq ou dix minutes, on observe ce qui se passe.

En général, les flacons 2 et 3 digèrent leur fibrine très rapidement (en dix ou quinze minutes), tandis que la digestion du flacon n° 1 dépendra de la quantité d'acide chlorhydrique présente dans le suc gastrique. Si ce dernier n'en contient pas, la fibrine ne subit aucun changement et le liquide ne se colore pas; s'il en contient très peu, la fibrine se gonfle légèrement, colore un peu le liquide, mais ne se dissout pas complètement.

Évaluation approximative de la proportion d'acide chlorhydrique. — De très nombreuses expériences, faites d'après cette méthode, m'ont démontré qu'un liquide ne renfermant que 0,05 °/₀ d'acide chlorhydrique ne digé rait presque pas la fibrine; pour l'albumine, il faut que cette proportion soit d'au moins 0,1 ‰, et c'est avec une proportion de 0, 3 ‰ que la digestion est la plus rapide.

Digestion sans étuve. — Lorsqu'on ne possède pas d'étuve, on peut avantageusement y suppléer en plaçant les petits flacons, bien bouchés, directement sur la peau de l'abdomen, où on les fixe au moyen d'une ceinture de flanelle. Le liquide prend ainsi une température de 30° à 35°, et les mouvements produits par la marche sont éminemment favorables à la dissolution de la fibrine.

En résumé, l'absence de pepsine se manifesterait par la non-digestion de la fibrine dans les flacons nos 1 et 2; une quantité trop faible de pepsine, par une digestion plus rapide dans le n° 3 que dans le n° 2; et le manque d'acide chlorhydrique par une absence de digestion dans le flacon n° 1.

RECHERCHE DE LA PRÉSURE (LABFERMENT)

A. Schmidt et Hammarsten avaient remarqué que la pepsine coagulait le lait, mais qu'on pouvait, en la purifiant, obtenir une pepsine n'ayant plus cette propriété, dûe à un ferment spécial appelé présure (Labferment des Allemands). Les derniers travaux (Boas, Klemperer, Hammarsten) ont démontré que cette présure n'était pas sécrétée comme telle, mais sous forme d'une substance capable de se transformer en présure sous l'influence des acides, surtout de l'acide chlorhydrique et du chlorure de calcium. Nous pouvons nous renseigner sur la présence de ces deux substances par une méthode très simple : on neutralise, aussi exactement que possible, le suc gastrique par une solution faible de carbonate de sodium (à 1 %); il est préférable de laisser à ce liquide un peu d'acidité, plutôt que de dépasser le point de neutralisation.

Cela fait, on prend deux flacons de 15 centimètres cubes. Dans le premier, on introduit 10 centimètres cubes de lait frais (non cuit) et 2 centimètres cubes du liquide gastrique. Dans le second les mêmes quantités de lait et de suc gastrique, et, en plus, 3 centimètres cubes d'une solution de chlorure de calcium à 5 °/₀. Ces flacons sont placés dans une étuve à 38° ou 40°, ou bien sur la peau de l'abdomen, comme pour la pepsine (voir p. 125). Après vingt ou trente minutes, on examine les flacons. Si le lait est coagulé dans le n° 1 et dans le n° 2, il y avait de la présure toute formée dans le liquide gastrique. Si la coagulation ne s'est opérée que dans le n° 2, nous pouvons conclure à la présence de la substance formatrice de la présure (labzymogène, labproenzyme).

En général, nous procédons un peu autrement lorsqu'il ne s'agit que de constater la présence de la présure. Si le liquide gastrique ne contient pas d'acide chlorhydrique, nous lui ajoutons quatre gouttes d'acide chlorhydrique dilué (formule p.134) pour 10 centimètres cubes de suc et une petite pointe de couteau de carbonate de chaux, Après agitation, on filtre le liquide et on en ajoute 2 ou 3 centimètres cubes à 10 centimètres cubes de lait cru, puis on continue comme plus haut.

PHYSIOLOGIE ET PATHOLOGIE

Acide chlorhydrique. — La plupart des physiologistes sont maintenant d'accord pour considérer l'acide chlorhydrique comme le seul acide nécessaire à la digestion des albuminoïdes par la pepsine. Les autres acides, et surtout l'acide lactique, n'existent dans l'estomac qu'accidentellement et n'ont pas un rôle utile dans cet acte de la digestion.

Chez l'individu sain et robuste, l'acide chlorhydrique

commence à apparaître dans la seconde demi-heure qui suit l'introduction des aliments. Cette quantité augmente petit à petit, jusqu'à la troisième heure, où, en général, elle a atteint son maximum, soit une proportion de 0,25 à 0,30/0. A ce moment-là, l'acide baisse plus ou moins rapidement, suivant le genre de nourriture; ainsi, avec des aliments surtout albumineux, il disparaît assez promptement, à mesure qu'il se fixe sur l'albumine.

La proportion de 0, 3 0/0 semble être la plus favorable à la digestion rapide des albumines; au-dessous de 0,1 0/0, elle est très ralentie, et, avec 0,05 0/0, elle ne se fait plus, tandis que la fibrine est encore un peu digérée, mais très lentement.

Jusqu'à aujourd'hui, on s'est surtout attaché à déterminer le pour cent d'acide chlorhydrique contenu dans le suc gastrique; mais il y a un non moins grand intérêt à connaître la quantité totale de cet acide contenue dans l'estomac au moment où la digestion est arrivée à son point culminant, c'est-à-dire trois heures ou trois heures et demie après le repas. Cette évaluation pourrait servir à établir une limite entre l'hyperchlorhydrie et l'hypochlorhydrie. En général, nous avons trouvé chez l'homme normal, trois heures après un repas composé de viande légume, pain et vin, une moyenne de 0,50 d'acide chlorhydrique. Ce chiffre doit varier suivant le genre de vie; un gros mangeur aura une moyenne plus élevée qu'un individu se nourrissant modestement. L'âge et le sexe auront aussi une influence. Des recherches sont encore nécessaires pour éclairer cette question et fixer les règles de ces variations.

Diminution. — On remarque une diminution de la sécrétion de l'acide chlorhydrique dans toutes les maladies fébriles dont la température dépasse 39°, pendant deux ou trois jours; ce fait se rencontre surtout dans les maladies infectieuses, et, si la fièvre se maintient élevée, pendant un certain temps, l'acide chlorhydrique peut disparaître complètement. Le même phénomène se remarque aussi dans l'anémie pernicieuse, la maladie d'Addisson, dans les cas d'atrophie de la muqueuse stomacale ou de sa dégénérescence amyloïde (surtout chez les tuberculeux).

L'acide chlorhydrique peut encore diminuer ou disparaître dans le catarrhe stomacal avec forte sécrétion de mucus, grâce à l'alcalinité de ce dernier, qui peut alors neutraliser complètement ou en partie l'acide sécrété. Il en est de même lorsque la bile reflue dans l'estomac.

Tumeurs du tube digestif. — Une question très controversée est celle de l'absence de l'acide chlorhydrique dans les carcinomes de l'estomac. Quelques auteurs ont voulu en faire le signe pathognomonique de ces affections; d'autres ont prétendu qu'on en retrouvait presque toujours, surtout lorsque le cancer arrivait à la période d'ulcération. Maintenant qu'on possède, dans le réactif de Günsburg, un moyen plus sûr de déceler cet acide, on signale plus rarement des cas de cancer de l'estomac avec présence d'acide chlorhydrique libre. Pour ma part, je ne l'ai jamais trouvé dans les très nombreux cas de tumeurs malignes de l'estomac que j'ai eu l'occasion d'observer, même dans les cas où un ulcère rond existait à côté de la tumeur. Je ne crois pas cependant que la sécrétion de l'acide chlorhydrique cesse immédiatement à l'apparition du cancer et je pense que son absence tient surtout à la dégénérescence rapide de la muqueuse qui accompagne ces affections. Une fois la cause de cette dégénérescence disparue, la muqueuse peut reprendre, en partie du moins, sa propriété de sécréter l'acide chlorhydrique; j'en veux donner pour preuve un exemple remarquable que j'ai eu l'occasion d'observer dans le courant de l'année 1889.

Un homme, âgé de soixante-cinq ans, est atteint d'un carcinome siégeant dans l'intestin grêle; le liquide gastrique, extrait après un repas d'épreuve, ne renferme pas trace d'acide chlorhydrique et environ 0,25 0/0 d'acide lactique. Les symptômes d'étranglement interne s'accusant de plus en plus, M. le docteur Comte, chirurgien adjoint de l'hôpital cantonal de Genève, procède à la laparotomie. On trouve toute une anse de l'intestin grêle envahie par la tumeur et de nombreux ganglions mésentériques contaminés.

Le chirurgien, pratiquant une ouverture dans l'intestin sain au-dessus et au-dessous de la tumeur, abouche ces deux parties (entéro-anastomose), rétablissant ainsi le cours des matières et isolant la partie cancéreuse. Le malade guérit très rapidement, si bien que, quinze jours après, on pouvait faire un nouvel examen du suc gastrique, qui ne renfermait pas encore d'acide chlorhydrique.

Un mois plus tard, nouvelle analyse, qui donne une proportion de 0,2 0/0 d'acide chlorhydrique et une quantité totale de 29 centigrammes. Le malade vit encore (mars 1890), quoique sa tumeur continue à se développer; l'acide chlorhydrique est toujours secrété par l'estomac, mais la quantité totale tend à diminuer. Ce cas nous prouve que si les tumeurs malignes, siégeant sur le parcours du tube gastro-intestinal peuvent faire tarir la source de l'acide chlorhydrique, cela est dû à une action secondaire, et qu'une fois le libre parcours des aliments rétabli, la muqueuse peut se régénérer et reprendre ses fonctions digestives.

Si, dans ces affections, nous n'avons jamais retrouvé d'acide chlorhydrique *libre*, il nous est arrivé quelquefois de constater des quantités, très faibles il est vrai, de peptones, alors que nous avions pris toutes les précautions suffisantes pour ne pas en introduire avec le repas d'épreuve (méthode décrite p. 118). Ces peptones s'étaient-ils formés aux dépens de quantités très faibles d'acide chlorhydrique, se fixant rapidement sur l'albumine et échappant ainsi à nos réactifs? C'est ce que nous ne pouvons dire.

Augmentation. — L'augmentation de l'acide chlorhydrique se voit surtout dans les cas d'ulcères ronds. Le plus souvent, on trouve qu'il existe alors en permanence dans l'estomac, même à jeun.

Il n'est pas rare, dans ces cas, de trouver chez la femme une quantité totale de 1 ou 2 grammes d'acide chlorhydrique. Chez l'homme, cette proportion est plus forte et peut quelquefois être énorme; ainsi, chez un individu de quarante ans, souffrant depuis longtemps d'un ulcère rond dans le voisinage du pylore, nous avons pu constater jusqu'à 3 gr. 6 de cet acide contenu dans l'estomac au moment du sondage. Cette qualité équivaut à 11 grammes d'acide chlorhydrique concentré du commerce. Cet estomac contenait en moyenne 1500 centimètres cubes de liquide.

On a quelquefois décrit des gastrorrhées acides; mais ces affections sont probablement sous la dépendance d'un ulcère rond, comme dans le cas que nous venons de citer.

Acide lactique. — Si l'acide chlorhydrique diminue ou manque complètement dans les affections citées plus haut, il n'en est pas de même de l'acide lactique, qui, lui, s'y retrouve toujours, et quelquefois en proportion considérable.

Y a-t-il, comme le prétendent plusieurs auteurs, une certaine quantité d'acide lactique physiologique se produisant pendant la première demi-heure de la digestion? Je ne le crois pas. Les nombreuses expériences faites dans le but de contrôler cette assertion m'ont toujours démontré que l'acide lactique était un produit de fermentation dépendant des échanges vitaux de nombreux micro-organismes vivants et se développant très rapidement dans l'estomac. Je suis arrivé à empêcher toute formation de cet acide chez un individu, en lui faisant boire fréquemment, entre les repas, de petites quantités d'eau renfermant 0,15 0/0 d'acide chlorhydrique.

Le deuxième jour de l'expérience, on ne retrouvait plus trace d'acide lactique dans le suc gastrique. L'absence de cet acide se remarque chez la plupart des malades atteints d'ulcère rond, à cause de la présence permanente de l'acide chlorhydrique dans l'estomac. Mais il s'en produit assez rapidement si l'on traite ces malades par les alcalins, un milieu alcalin étant éminemment favorable au développement des micro-organismes de la fermentation lactique, tandis que l'acide chlorhydrique a un très grand pouvoir microbicide. Il suffit que le suc gastrique contienne 0,20/0 de ce dernier pour qu'il puisse se conserver actif et sans développement de micro-organismes ou de moisissures pendant plusieurs mois.

Ces faits expliquent suffisamment pourquoi on retrouve toujours l'acide lactique lorsque le fonctionnement mécanique de l'estomac est entravé ou que la sécrétion chlorhydrique est tarie.

Cette quantité peut être quelquefois énorme. Dans certains cas de cancer du pylore, lorsque les aliments séjournaient pendant deux ou trois jours dans l'estomac, nous avons trouvé jusqu'à 20 grammes d'acide lactique, quantité qui équivaut à 26 grammes d'acide lactique du commerce.

Acides butyrique et acétique. — La fermentation butyrique succède, dans l'estomac, à la fermentation lactique; à côté d'elle, il se forme toujours une petite quantité d'acide acétique. En général, ces quantités sont assez minimes.

Pepsine. — La pepsine a joué et joue encore un tel rôle dans le traitement des maladies de l'estomac, qu'on devrait s'attendre à la voir manquer souvent dans un certain nombre d'affections stomacales. Il n'en est cependant rien; on retrouve *toujours* la pepsine, même dans des cas graves où l'acide chlorhydrique a disparu, depuis plusieurs mois et où la muqueuse stomacale est en grande partie atrophiée. Elle peut être diminuée, mais ce fait n'a pas une grande importance, car Schiff et d'autres physiologistes ont démontré que la pepsine ne s'usait que très peu par le travail digestif, et qu'une quantité très minime de cette substance pouvait digérer une très grande quantité de fibrine, pourvu qu'on empêchât le liquide de trop se concentrer, soit en dialysant les peptones formés, soit en diluant le liquide.

Dans les nombreuses et très diverses affections de l'estomac que nous avons étudiées jusqu'ici, nous avons toujours pu constater, dans le suc gastrique, une quantité suffisante de pepsine pour digérer l'albumine et la fibrine, et nous n'avons jamais vu qu'une adjonction de pepsine artificielle au liquide en expérience augmentât la rapidité de la digestion.

Même à la dernière période du cancer stomacal, on peut obtenir un suc contenant suffisamment de pepsine pour parfaire la digestion de l'albumine, si on lui ajoute une proportion de 0,3 0/0 d'acide chlorhydrique.

PRÉSURE (LABFERMENT).

Ce ferment a pour propriété principale de coaguler le lait. Autrefois, on croyait que cette coagulation était due à la pepsine. Hammarsten et Friedberg sont arrivés à séparer complètement la présure de la pepsine retirée de l'estomac, si bien que cette dernière ne coagule plus le lait et digère cependant la fibrine. On a remarqué que le suc gastrique des jeunes animaux, dont la nourriture naturelle est le lait, contenait une très grande proportion de présure. Nous avons eu l'occasion de constater plusieurs fois ce fait chez les nourrissons. Les dernières recherches tendent à démontrer que la présure est précédée d'une substance mère (labzymogène, labproenzyme, [Boas, Klemperer] qui se transformerait en présure sous l'influence de l'acide chlorhydrique. Le chlorure de calcium posséderait cette propriété encore à un plus haut degré; cela expliquerait le bon effet, souvent signalé, de l'eau de chaux ajoutée au lait donné aux enfants atteints de diarrhée. L'action de ce ferment est rapidement détruit par les alcalis, mais on peut lui rendre ses propriétés en ajoutant une petite quantité d'une solution de chlorure de chaux à 5 0/0.

La sécrétion de la présure suit assez fidèlement celle de l'acide chlorhydrique. Dans presque tous les cas où ce dernier manque, par exemple dans le carcinome de l'estomac, on voit aussi disparaître la présure, tandis qu'elle ne fait jamais défaut dans le suc gastrique des individus atteints d'ulcère rond.

Instruments et appareils nécessaires pour faire les recherches décrites dans ce manuel.

12 tubes à réactions.
5 capsules ou creusets en porcelaine.
5 vases à précipiter.
Quelques baguettes de verre.
5 entonnoirs.
1 bain-marie.
5 ballons en verre.
Papier à filtrer.
1 aréomètre (urinomètre).
1 analyseur gazométrique d'Esbach avec baroscope.
1 albuminimètre d'Esbach.

Ces deux derniers instruments se vendent chez Brewer frères, rue Saint-André-des-Arts, à Paris, ou chez le dépositaire pour la Suisse, M. Braudt, pharmacien-chimiste, rue Verdaine, à Genève ; ce dernier livre aussi les appareils pour la recherche du sucre et des phosphates.

Instruments pour l'analyse volumétrique.

Ballons jaugés de 1,000 centimètres cubes, 500 centimètres cubes, 250 centimètres cubes, et 100 centimètres cubes.

1 burette de Mohr avec son support.

1 pipette de 10 centimètres cubes, divisée en millimètres cubes.

L'analyse quantitative, faite au moyen des liqueurs titrées, est en général d'une grande simplicité. Le point délicat est la préparation de ces liqueurs titrées. Lorsqu'on n'est pas outillé pour les préparer soi-même, on s'adressera à un chimiste ; ainsi, M. Braudt, pharmacien-chimiste, rue Verdaine, à Genève, nous en a toujours livré d'excellentes, et M. Penfold, verrier, Grande-Rue, à Genève, fournit tous ces instruments de verre à de très bonnes conditions.

TABLE DES MATIÈRES

CORBEIL. — IMPRIMERIE CRÉTÉ-DE L'ARBRE.

www.ingramcontent.com/pod-product-compliance
Ingram Content Group UK Ltd.
Pitfield, Milton Keynes, MK11 3LW, UK
UKHW022112260726
13993UKWH00001B/461

9 782329 144108